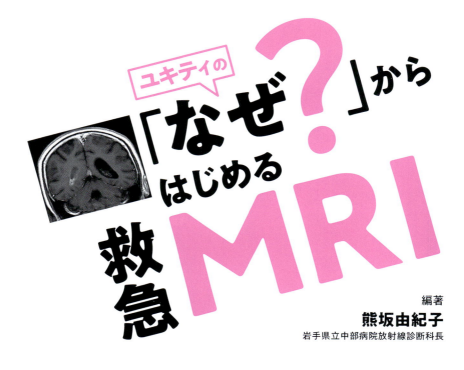

ユキティの「なぜ？」からはじめる救急MRI

編著
**熊坂由紀子**
岩手県立中部病院放射線診断科長

MEDICAL VIEW

**Emergency MRI**
**Let's Start Reading from "Why?"**
(ISBN 978-4-7583-1608-8 C3047)

Editor : Yukiko Kumasaka

2019. 4. 20  1st ed

©MEDICAL VIEW, 2019
Printed and Bound in Japan

**Medical View Co., Ltd.**
2-30 Ichigaya-hommuracho, Shinjuku-ku, Tokyo, 162-0845, Japan
E-mail  ed @ medicalview.co.jp

## この本を手にしてくださった方へ

　臨床MRIが日本に導入された頃，病院実習で矢状断像なるものを初めてみてて「これはすごいことだ」と思ってから，はや35年。画質の向上とともに，ちょっと目を離した隙にさまざまな撮像法が登場しました。日本は今や人口あたりのMRI装置保有数が世界一ですが，画像診断医は不足しています。特に救急では，現場の研修医や専門領域以外の各科医師がやむなく自己流に読み，漠然と進みかねないのも現状です。読影術は，放射線科の先輩から後輩にOJT（on the job training）として伝えられてきた部分がありますが，もはやマンツーマンでは教えきれず，科内にとどまっていても間に合いません。

　本書では，頻度の高い救急疾患を中心にMRIの特異な能力を発揮するための読影の基本を伝えようと心がけました。また，臨床の現場に必要なMRIの原理については，数式にもがきながらも，国語力とシェーマで食らいついてきた筆者の経験を基に記載しています。

　CTとMRIは，もはやスクリーニングとして使われ，今も日本のどこかから「とりあえずCT！　MRI！」の声が聞こえそうです。しかし多くの放射線科医がいいたいことだと思いますが，"画像に丸投げ"はやめましょう。画像検査が"青天井"もしくは"底なし沼"的に増えるばかりでなく，診察がおろそかになりかねません。素早く診察して可能性の高いものから否定できないものを挙げ，画像診断をどう取り入れるかが大切です。そして「こういう撮り方をすると，こういう信号強度になるのはなぜか？」というMRIの原理と病態が結びついてきたとき，MRIは強い味方になります。

　画像には真摯に向き合いつつ，楽しんで読んでみてください。いつの間にかMRIを読めるようになるはずです。

平成31年3月

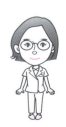

岩手県立中部病院放射線診断科長
熊坂由紀子

# 目次

## 1章　MRIの原理 ······· 8

MRIの信号はプロトンのある運動にはじまります。種々の撮像法でどんな現象をみているかをイメージします。プロトンに親しみを感じ，面白いと思えればしめたものです。

## 2章　脳

### ● 脳卒中 ······· 40

#### 脳梗塞 ······· 40

梗塞の早期診断の鍵は細胞性浮腫です。DWIをはじめとして登場する撮像法に触れつつ，梗塞の多彩な画像から病型や機序を考えます。

#### 脳出血 ······· 72

ここでの主役は常磁性体です。出血後に起こる赤血球のヘモグロビンの経時的変化とMRIを，ダイナミックなイメージとしてとらえましょう。

#### くも膜下出血 ······· 86

大量の出血はCTにお任せですが，少量の出血にはMRIが有用です。ただし，脳溝内の出血を読む際には偽陽性があることも，心得ておきたいところです。

### ● 髄膜炎と脳炎 ······· 90

脳の軽微な浮腫によるわずかな歪みや，CTのX線吸収値の低下，MRIの異常信号に気付けるかどうかがポイントです。また普段は脇役の髄膜を十分観察し評価します。

### ● 脳腫瘍 ······· 120

腫瘍の組織型を絞り込む話ではありません。あくまで救急外来において腫瘍を脳血管障害そのほかと誤診しないことが目的です。脳実質の内か外かの鑑別や，腫瘤を形成しない腫瘍も呈示します。

### ● そのほかの救急脳疾患 ······· 142

神経内科医ではなくても，救急に携わるものは必ず押さえておくべき疾患です。血管性浮腫と細胞性浮腫の鑑別や，スクリーニングのほかに追加したいシーケンスなども挙げてみます。

- 頭部外傷 ················································· 162

  脳神経外科医がいるとは限らない救急外来で，判断を誤らないための項目です．髄膜の構造と血管の場所を確認し，直接打撲部と反衝損傷，増悪する可能性を常に念頭において読みます．

## 3章　脊椎

- 骨と椎間板 ············································· 180

  変性か，炎症か，腫瘍か？　簡単なようでいて簡単ではないテーマです．一気に比較して固め読みしてみます．すぐに「整形外科医をよぶ」で済ませず，できるところまで考えます．

- 脊柱管と脊髄 ·········································· 200

  脊柱管内病変の診断にはまず正確な部位の把握が大切で，そのためには層状構造の理解が必要です．くも膜下腔の形がよくわかるMRIならではの，基本的な鑑別診断です．

## 4章　骨軟部 ··············································· 220

膨大な骨軟部疾患のなかから，救急担当医に知っておいて欲しい疾患をpick upしました．思い込みなく診察することの大切さを再認識させられます．

## 5章　腹部・骨盤部

- 腹部 ······················································ 232

  急性腹症のほとんどはCTで診断されますので，ここではon callもありがちな腹部のMRIをみてみます．

- 婦人科救急疾患 ······································ 238

  婦人科疾患は，コントラストが高いMRIのよさが存分に発揮され恩恵を感じる領域の1つです．緊急性の高い疾患も多くあり，MRIのさまざまな知識を結集させて考えます．

{ 謝辞 }

執筆にあたりご協力いただいた各診療科の先生方と放射線技術科の皆さんに，心から感謝御礼申し上げます。

# 1章

## MRIの原理

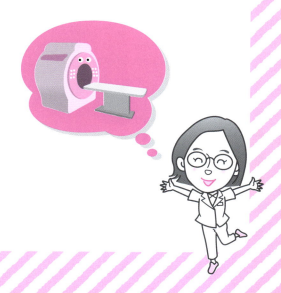

# 1章 MRIの原理

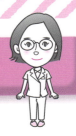

## MRIをはじめるにあたって

　ビギナーにとってMRIは，まず「用語がわからない」からはじまります．CTと比べて病変を描出する感度が高く，診断の鍵となる多くの要素がありますが，既存の画像診断の用語とは別世界です．MRIを読むためには，原理と撮像法について用語を覚えながら取り組むことが必要です（表1）．

　また，MRIは撮像できる範囲が限られる一方で，操作者が決める撮像条件の選択肢は限りなくあります．このため，**救急では臨床的になにを疑うかをできるだけ明確にし，それに合った撮像法を選ぶ**ことが肝心です．さらに，**鍵となる撮像法を追加する**ことによって疑いを確信に高めることができ，複数の撮像法における信号強度の組み合わせで，病理組織をイメージすることが可能になります．

### 表1　この本で使用する用語の一部

**この本で扱う主なMRI現象**
- T1緩和，T2緩和
- T2*（T2スター）緩和
- 磁性物質（magnetic materials）の影響
  ― 常磁性体
  ― 常磁性造影剤（ガドリニウム系造影剤）
- 血流によるflow void，flow related enhancement
- 拡散（diffusion）
- 灌流（perfusion）

**この本で扱う主なMRI撮像法**
- Spin echo（SE）法
- Inversion recovery（IR）法
- Gradient echo（GRE）法

**この本で扱う主なMRI画像の種類**
- T1WI（T1強調画像・造影T1強調画像）
- T2WI（T2強調画像）
- PDWI（プロトン密度強調画像）
- FLAIR像
- DWI（拡散強調画像）
- PDI（灌流画像）
- T2*WI（T2スター強調画像）
- SWI（磁化率強調画像）
- MRCP
- MRA（TOF法）
- MRV（PC法）
- B-PAS
- 脂肪抑制画像（CHESS法・STIR・SPAIR・SPIR・Dixon法）

## MRIの信号ってなに？

MRIは水素原子核に由来する信号を画像化したものですが，電磁波のような信号が原子核から出てくるわけではありません。原子核内の陽子の歳差運動とよばれる回転によって電磁誘導が生じ，受信コイルに交流電流が流れることからはじまります。

## なぜ水素原子核なの？

### MRIの歴史

MRIは1946年にアメリカ東部のPurcellと西部のBlochらによって，核磁気共鳴（nuclear magnetic resonance；NMR）現象が発見されたことにはじまります。画像診断にかかわる偉業を少しだけ振り返ってみると，1895年にRoentgen博士がX線を発見，翌1896年にBecquerelがウランから放出される放射線を発見，その後Curie夫妻がポロニウムとラジウムを発見しました。G. HounsfieldとJ. AmbroseがX線CT装置を発表したのが1972年で，NMR現象の報告は1946年ですから，MRIの起源はそんなに早かったのかと意外な感じがするかもしれません。NMRが医用画像として使われるまでには時間がかかりますが，P. LauterburとP. Mansfieldらによって位置の識別や撮像面の選択ができるようになり，日本で臨床MRI装置が使われはじめたのは1980年頃からです。

ちなみに，ここに挙げた先生方は全員ノーベル物理学・生理学・医学賞などを受賞されています。チョット年配の方には"単純X線写真"より"レントゲン写真"のほうが通じますし，放射能の単位であるベクレル（Bq）やキューリー（Ci），X線吸収値の相対値HU（Hounsfield Unit）などは先生方の名前から付けたものです。

### 改めて「なぜ水素原子核？」

さて，「なぜ水素原子核なの？」という話ですが，NMR現象を起こしうる原子核はほかにも複数あります。物理学的に水素原子核がほかより有利な点はいろいろあるそうですが，臨床MRIの立場ではなんといっても体内に豊富にあるからです。体重の約6～7割近くの水を含み（水分子$H_2O$），細胞内液と細胞外液として存在しています。次に意外と多いのが脂肪組織に含まれるプロトン（$CH$，$CH_2$，$CH_3$など）です。圧倒的多数の水素原子核を用いれば，画像として成り立つ量の電気信号を誘導することができます。

さらに，**多くの疾患において組織は水っぽくなる**ので，これも都合のよいことです。炎症・梗塞・うっ血・壊死・変性・腫瘍や腫瘍周囲の浮腫など，いろいろな病態が浮かんできます。こういうわけで，臨床MRIでは水素原子核が使われます。

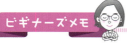

### 体内の水分量は性別や年齢で異なります[5]

　成人男性では体重の約60％を水が占めます。女性は脂肪が多いため水の比率はやや少なく（約55％），小児では多く（70〜75％），高齢者では減少します（50％）。体重の60％の体内の水のうち40％は細胞内液で細胞外液は20％ほどです。そのうち15％は組織間液（組織の細胞と細胞の間），残り5％が血液の血漿・髄液・リンパ液など管内にある水分です。間質は組織間液で満たされ，張り巡らされた毛細血管やリンパ管を通じて水や物質のやりとりが行われます。これはMRIではとても大切なことです。

## 原子核＝陽子＋電子と中性子

　陽子（プロトン）はプラスの電荷をもち，常に一定の軌道で回転します。これは核スピンとよばれます。電荷が回転すると電流が生じ，電流が流れると磁場が発生します。これを電磁誘導といいます。陽子はきわめて小さな磁場をもつ小さな磁石に見立てることができますので，この本では**「プロトン磁石」**とよぶことにしましょう（**図1**）。プロトン磁石はMRI信号の主人公ですから，その挙動から目を離さないでください。

**図1　個々のプロトン磁石**

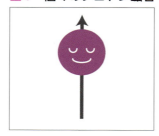

> **ビギナーズメモ**
>
> **$B_0$(磁場の強さ)の単位**
>   1 tesla (T) = 1万 gauss (G) です。
>
> **装置マグネットの種類**
>   永久磁石,常伝導磁石,超伝導磁石などがあります。
>   ❶ 永久磁石；金属を磁化した装置で,0.4T程度までの低磁場です。
>   ❷ 常伝導磁石；現在ほとんど使用されていません。
>   ❸ 超伝導磁石；銅線を巻いたコイルに電流を流して磁石にしたものです。液体窒素と液体ヘリウムの気化熱を利用して超低温状態を作り,電気抵抗を0にしてコイルに大量の電流を流すと強い磁石になります。
>   臨床では1.0,1.5,3.0T程度が用いられています。

## 体内のプロトン磁石

体の中にはたくさんのプロトン磁石が存在しますが,通常向きはバラバラです。MRI装置の空間は**大きく均一で変化しない磁場(静磁場)**で,N極・S極があります。装置の中に入ると体内のプロトン磁石は静磁場方向と平行にそろいますが,**静磁場と同じ方向を向くものと正反対を向くものに分かれます**。同じ向きはエネルギー的に低く,逆向きは高い状態ですから,プロトン磁石にとっては静磁場と同じ向きに揃うほうが安定し,こちらの数が少し多くなります(図2ⓐ)。全体として差し引きすると,静磁場方向と同じ向きの縦磁化が生じます。磁場が強いほど磁場方向を向くものが多くなり,縦磁化は大きくなります。これは,磁場が強いほど強い信号が得られることを示しています。

MRIでは静磁場の方向を縦(Z軸)とし,これに垂直な平面を横(XY平面)とします。プロトン磁石を大きさと方向をもったベクトルとして考えると,どの方向を向いているにしても常にZ軸成分とXY平面成分に分けることができ,これを縦磁化・横磁化とよびます。

これと同時に,プロトン磁石は磁場のなかに入ると外部の静磁場の方向を軸としてコマ(独楽)のような回転運動(歳差運動〈precession〉)をはじめます(図2ⓑ)。

### 図2 ⓐ MRI装置内の体内のプロトン磁石　ⓑ プロトンの歳差運動

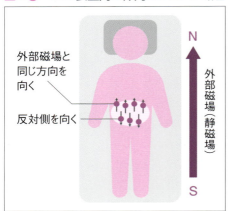
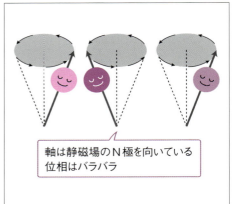

---

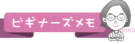

**ピクセル数 (pixel)**

　平面上の画素数です。MRIでは，128，192，256，320，512などを用います。

**ボクセル (voxel)**

　厚みをもった三次元的画像構成単位です。「volume」と「pixel」を合わせた合成語だそうです。

**FOV (field of view)**

　撮像する範囲の大きさ (撮像視野) を指します (cm，mm)。
　FOV/ピクセル数＝ピクセルサイズ (mm) は空間分解能を表します。

---

## プロトン磁石による信号

　ここからはプロトン磁石を個々ではなく，ボクセルごとに総和として考えます (図3ⓐ)。総和磁化ベクトルは個々のプロトンと比べるとはるかに強い磁石です。この回転の近くに受信コイルを置くと，磁石は一定の周波数でコイルに近づいては遠ざかることを繰り返し，電磁誘導によって受信コイルに交流電流が流れます。これがMRIの信号です。ボクセル内のプロトンが多くなるほど磁石は強くなり，流

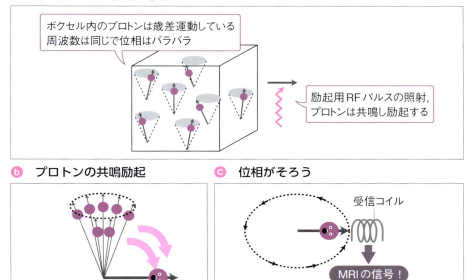

図3ⓐ ボクセル単位で考える

ボクセル内のプロトンは歳差運動している 周波数は同じで位相はバラバラ

励起用RFパルスの照射，プロトンは共鳴し励起する

ⓑ プロトンの共鳴励起

縦磁化減少，横磁化発生

ⓒ 位相がそろう

受信コイル

MRIの信号！

XY平面上で位相がそろった状態で歳差運動するので大きな磁化ベクトルになる

れる電流は大きくなって信号も強くなります。

　信号を受信するためには2つの条件があります。受信コイルは体表を取り囲むように配置されるので，静磁場と平行な縦磁化成分だけでは電流を誘導できず，静磁場に垂直な横磁化成分が必要です。また，静磁場ではプロトン磁石はすべて同じ周波数で回転していますが，XY平面上の向き（位相）はバラバラなので，横磁化は打ち消し合ってしまいます。そこで，歳差運動の回転の位相をそろえて大きな横磁化を得る必要があります。「横倒ししてかつ位相をそろえる！　そんな方法あるの？」……あるのです。ラジオ周波数パルス（RFパルス）を照射すると，自由自在に任意の角度でプロトン磁石が倒れ（図3ⓑ），かつ位相もいったんそろいます（図3ⓒ）。これを励起パルスとよびます。

### ビギナーズメモ

#### 磁場の強さと歳差運動

歳差運動の周波数は，磁場強度に比例して増加します。

回転周波数（Larmor周波数）$\omega$は，「$\omega = \gamma \times B_0$」で表されます。$\gamma$は磁気回転比（定数）を，$B_0$は静磁場の強度を示します（図2ⓑ）。水素原子の場合$\gamma = 42.58\mathrm{MHz/T}$なので，1.5Tでは歳差運動の周波数は約64MHzになります。

#### Radio frequency pulse（RFパルス）

電磁波の一種です。

#### Flip angle

プロトン磁石を倒す角度のことです。操作者がRFパルスの照射時間の長さを変化させることによって任意に設定できます。

## プロトン磁石を操るための必須条件

プロトン磁石を倒すためには，RFパルスの周波数はプロトン磁石の歳差運動と同じ周波数でなければいけません。**同一周波数のRFパルスを与えると，プロトンはエネルギーを吸収します。これを共鳴（resonance）といい，エネルギーを吸収すると励起（excitation）状態になります。**周波数の合う人からはエネルギーを貰えてテンションが上がるようなものです。

静磁場に平行だったプロトン磁石の磁化が傾くと，縦磁化が減少し横磁化が発生します。元の縦磁化の大きさは静磁場が強いほど，プロトンが多いほど大きく，横磁化の大きさはこれに比例します。

### ビギナーズメモ

#### 傾斜磁場

ある方向の磁場強度を直線的に変化させた磁場のことです。装置本体マグネットには静磁場を作り出すコイルとは別に傾斜磁場コイルが組み込まれています。静磁場の大きさ1.5Tに対し，傾斜磁場の変化量は10〜40mT/m程度でとても小さいものですが，MRIの性能にかかわる「肝心要」といえます。傾斜磁場の性能はスルーレート（1mあたり1msecで何mTの傾斜磁場勾配を作れるか）で表します。単位は「mT/m×msec」です。

## 撮像面を選択する（図4）

　例えば静磁場1.5Tの装置では，プロトン磁石の歳差運動の周波数（共鳴周波数）は63.68MHzです。これに等しい周波数のRFパルスを与えるとエネルギーを吸収し（励起），信号を作り出せる状態になります（共鳴）。静磁場の強さが同一な場合，体中の共鳴周波数が同じなので部位の選択はできません。**撮像面を選ぶためには，共鳴周波数の違いを作る必要があります**。そこで静磁場のある方向に傾斜磁場を加えると，この方向の磁場は直線的に異なる強さになります。歳差運動の周波数は磁場の強さに比例しましたね（$\omega = \gamma \times B_0$）。傾斜磁場に直行する面ごとに歳差運動の周波数が直線的に変化し，ある面とほかの面とを共鳴周波数の違いによって区別できるようになるのです。

　A面，B面，C面……を選択するためには，それぞれに一致した周波数のRFパルスで励起すれば**撮像したい面だけが共鳴する**というわけです。

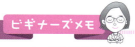

### スライス選択傾斜磁場

　撮像面を選択するための傾斜磁場を，スライス選択傾斜磁場とよびます。強さが直線的に変化する磁場を任意の方向に作り出せるので，あらゆる角度の水平・冠状・矢状断像を得ることができます。

**図4　傾斜磁場と撮影面の選択**

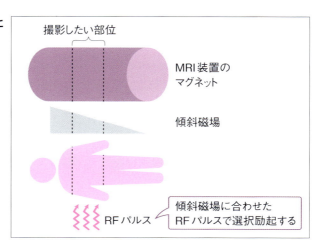

## 断層のなかの位置情報(エンコード)

　実際は複数の面(断層〈スライス〉)を同時に励起することができますが,ここでは1つの面だけ考えます。1回目のスライス選択RFパルスで選択した平面から多数の信号が得られますが,どの場所の信号かを区別しなければ意味がありません。そこで平面上の画素をX軸Y軸によって区画整理をします。各画素から得られる信号は周波数・位相の情報をもっていますので,これらが異なれば区別できますが,励起後のプロトン磁石の歳差運動は平面上のどの場所でも同じです。そこで,信号の周波数と位相が画素ごとに異なるように割り当てる,"位相エンコード"と"周波数エンコード"という作業が必要です。

　ここで再び傾斜磁場が登場します。話を簡単にするために3×3画素にしましょう。今,Y軸a,b,c行について,傾斜磁場をわずかな時間だけかけます。スピンはそれぞれの行ごとにa＜b＜cの異なる周波数で回転し,この傾斜磁場を切ったときには図5ⓐのように位相が異なる状態になっています。次に,X軸1,2,3列についても傾斜磁場をかけます。スピンの回転周波数は,X軸の傾斜磁場に相当して直線的に変化します。その結果,周波数によって1,2,3列を区別できるようになります(図5ⓑ)。

　2つの仕分けによって,a行1列……c行3列の各ボクセルから出る信号の位相と周波数の組み合わせはすべて異なるものになりましたね(図5ⓒ)。実際は3桁×3桁の画素数なので仕分けは結構膨大です。1回のデータ収集で,1スライス全体からそれぞれ位相・周波数・強さの情報をもった信号が混ざった状態で得られます。これをフーリエ変換してコンピュータのk-spaceとよばれるところに貯蔵し,(逆)フーリエ変換してピクセル単位で区別されます。

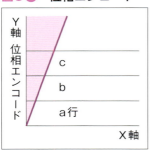

図5ⓐ　位相エンコード

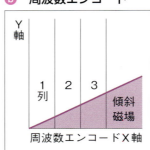

ⓑ　周波数エンコード

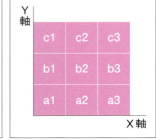

ⓒ　エンコード完了

> **もう少し知りたい人に**
>
> 　収集した信号データの低周波成分は画像全体の緩やかな濃淡（コントラスト）を決定し，高周波成分は画像の鮮明さを決めます．低周波成分の収集を撮像時間帯のどこで行うか（コントラスト中心）には，いくつか方法があります[1, 6]．

## 画像ができあがるまで

　実際の撮像（図6）では「励起→エンコード→信号を読み取る（収集）」作業を一連

### 図6　SE法位相エンコード128の例（エンコード〜データ収集〜画像表示の流れ）

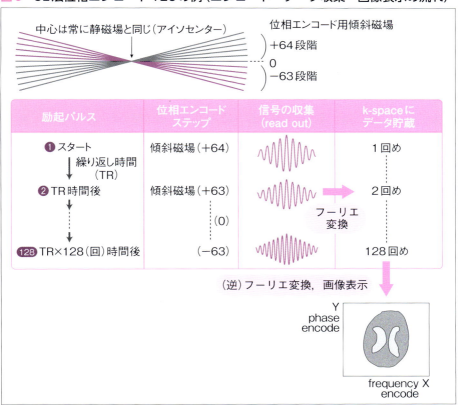

のものとして行い，面全体からの信号が採取されます。しかし，MRIは信号を1回収集しただけでは不十分で画像になりません。励起～信号収集の作業を繰り返しデータ収集して，やっと1枚の画像ができあがります。一連の繰り返し作業全体はpulse sequence（パルスシーケンス）とよばれ，当初この繰り返し回数は位相エンコード方向の画素数と同じにされました。位相エンコード傾斜磁場の大きさを1回目，2回目，3回目……で段階的に変化させ（これをエンコードステップとよびます），プロトン磁石を少しずつ違った磁場強度にさらすことによって，毎回ちょっと質の違うデータを収集し，合わせて画質を高めているのです。しかしこの間には困ったアーチファクトも生じます。**位相エンコードは撮像時間全体を通じて行うため，動いている部分では位置情報が変わってしまうのです。**

### まず押さえるべきパラメータ

　**繰り返し時間（repetition time；TR）は励起パルスの間隔，エコー時間（echo time；TE）は励起パルスから信号が出るまでの時間，flip angle（FA）はRFパルスで倒れるプロトン磁石の角度を表します。**これらのパラメーターは任意に設定でき，いろいろな強調画像を得ることができます。いったん決めてスタートすると撮像中に変更することはできません。

## 緩和

　緩和時間は組織によって異なり（表2），病態によって変化します。

### T1緩和とは？

　**縦磁化が元に回復していく過程です。**

　励起パルスを止めると，プロトン磁石は回転しながら元の静磁場方向に戻ります。縦磁化は徐々に回復していき，この現象を**T1緩和（relaxation）**，要する時間を**T1緩和時間**とよびます。励起パルスからもらったエネルギーを周囲に与えてエネルギーの低い元の平衡状態に戻る過程は，あたかも"らせん階段を登るように"と表現されます（図7 **ⓐ**）。例えば90°パルスの照射によって縦磁化は0になりますが，その後指数関数的に回復し元の状態になります。逆に90°パルスの照射によって横磁化の総和は最大になり，T1緩和によって縦磁化が完全に回復したときは0になります。

## T2緩和およびT2*緩和とは？

　組織内の局所磁場の不均一さで横磁化が減衰する現象です。励起パルスを切った直後からT1緩和によってスピンの縦磁化は回復していきます。と同時に，各スピンの**位相はバラけていきます（diphase）**。分子内の磁場環境は均一でなく，各プロトンが感じる磁場の強さはわずかに異なるため，**スピンの回転速度が微妙に違うから**です。この現象を**T2緩和**，分散に要する時間を**T2緩和時間**とよびます（**図7ⓑ**）。T1緩和とT2緩和は同時にはじまり，互いに影響を及ぼすことなく進行します。また，位相の分散は縦磁化の回復よりずっと速く進み，T2緩和時間は常にT1緩和時間より短くなります。

　さらに実際の撮像では，静磁場にさまざまな小さい磁場を付加するため局所の外部磁場は均一ではなくなり，励起パルスでそろった位相はT2緩和よりもずっと速く分散してしまいます。これをT2*（T2スター）緩和とよびます。T2*緩和は常にT2緩和よりずっと短いものです。

### 図7ⓐ　T1緩和（縦緩和）

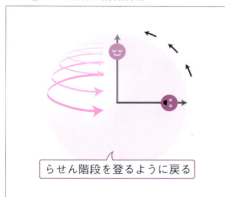

らせん階段を登るように戻る

### ⓑ　T2緩和（横緩和）

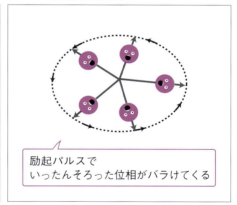

励起パルスでいったんそろった位相がバラけてくる

### 表2　水と脂肪のT1，T2緩和時間の比較[1]

| 組織 | T1緩和時間 | T2緩和時間 |
|---|---|---|
| 脳脊髄液 | とても長い | とても長い |
| 脂肪 | 短い | 短い |

> **もう少し知りたい人に**
>
> T1，T2緩和時間は100％緩和するまでの時間ではなく，T1緩和時間は元の縦磁化の63％に回復した時間で，生体組織では300〜2,000msecです。T2緩和時間は元の横磁化の37％に減衰した時間で，約30〜150msec程度です。

**ビギナーズメモ**

### 強調画像とは

MRIでは「強調」という用語を用いますが，これはほかの要素を完全には排除することができないことを意味しています。例えばT1強調画像は，T1緩和時間の違いによるコントラストを際立たせた画像という意味です。

## 位相がそろうと信号が出る！

励起パルスを照射して切った直後に，励起パルスによる最初の位相の一致によって自由誘導減衰（free induction decay；FID）とよばれる信号の検出が可能です。T2*緩和で位相は分散し信号はすぐ消えてしまいますが，T2*weighted image（T2*WI）ではFIDを採取します（図8）。ほかの大部分のシーケンスはこれを採取せ

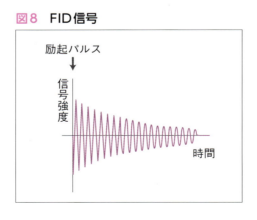

図8　FID信号

ず，いったんばらけた位相を再収束（rephase）し大きな横磁化ベクトルにして信号を得ています。Rephaseに180°反転パルスを使うspin echo（SE）法と傾斜磁場を使うgradient echo（GRE）法があります。SE法で用いる180°パルスは，作り出すために長い照射が必要で時間がかかります。GRE法のほうがずっと速くrephaseできます。ただし，反転パルスは磁場の不均一さの影響を受けないのに対して，傾斜磁場を使うほうは磁性体の存在や撮像に使う種々の傾斜磁場の影響で位相がきれいにそろわず，signal to noise ratio（S/N）がよくないという問題があります。やはり一長一短ですね。

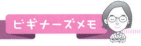

### signal to noise ratio（S/N）
信号と雑音の比のことです。複数回撮像し加算すると信号/雑音が大きくなり，濃度コントラストがよくなります。

## Spin echo法（図9）

SE法では，励起パルスを打ってから信号が出るまでの時間の半分が経過したタイミングで再収束パルス（180°パルス）をかけて，すべてのベクトルを180°反転します。180°パルスによって個々のスピンの位相が180°変わり，回転スピードの遅いスピンがいったん前に行くので，パルスを切ると速いスピンが遅いスピンに追いつき位相がそろって信号が出る仕組みです。90°パルスと180°パルスの時間間隔をTE/2とすると180°パルスから同じ時間（TE/2）後に信号が出ます。

### T1強調画像（T1 weighted image；T1WI）

先の励起パルスから次の励起パルスの照射までの間（TR）に，T1緩和によって縦磁化が回復しているもの（T1緩和時間の短いもの）は強い信号を出しますが，T1緩和時間の長いものは次のRFパルスの照射までに縦磁化が回復せず，励起パルス照射のたびに信号の減弱が起こります。横倒ししたときの横磁化も小さくなって，信号も小さくなり最終的には信号を出せなくなります。これを飽和とよびます（図10）。こうしてT1緩和時間の差を強調するのですが，裏返せば，励起パルスの

### 図9 ⓐ SE法

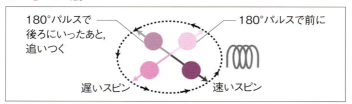

### ⓑ SE法のパルスシーケンス

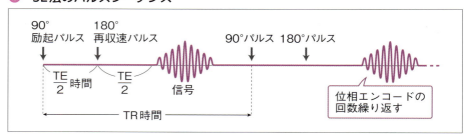

### ⓒ SE法のタイミングチャート

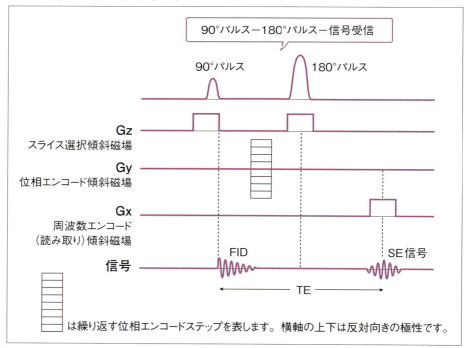

### 図10 ⓐ T1W1

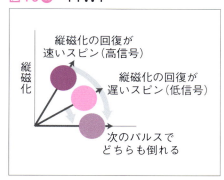

ⓑ **T1W1 縦磁化の回復の差と信号強度**

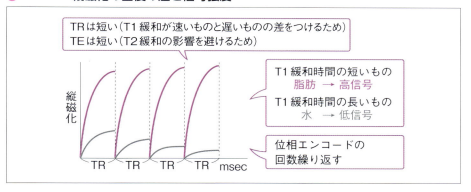

### 表3　T1緩和時間短縮を示すもの（T1WIで高信号；白）

- ❶ 脂肪：皮下脂肪，脂肪髄，奇形腫，皮様嚢腫，腎血管筋脂肪腫
- ❷ メトヘモグロビン（met-Hb）：亜急性期血腫
- ❸ 高蛋白液：粘液性卵巣嚢腫
- ❹ 石灰化（20〜30%濃度）：石灰化胆汁
- ❺ メラニン色素：メラノーマ
- ❻ 通常量のガドリニウム系造影剤

間隔（TR）が長いと多くの組織の縦磁化は回復しT1緩和時間の差がつかないので，T1WIを作るには適当に短いTRを用います。また，**信号採取のタイミングが遅いとT2緩和時間による差が出てきてしまうので，TEは短くします**。T1WIで高信号を示すものを表3に示します。

## T2強調画像（T2 weighted image；T2WI）

TRを十分長く設定すると，T1緩和時間が短い組織も長い組織もスピンの縦磁化は回復し元どおりになります。そうすると縦磁化が回復するのに要する時間（T1緩和時間）の差は信号強度に影響を及ぼしません。すなわち**T1強調ではない画像**になります。次にTRを十分長く取って再収束パルスをかける時間（TE/2）を変化させてみます。時間を遅くしていくと，どの組織の信号も弱くなっていきますが，ある組織は遅い時間でも比較的信号が出る，ある組織は信号の減衰が著しいという差が生じます。遅い時間でも信号が出る組織はT2緩和にかかる時間が長い組織です（**図11**）。従って，**再収束のタイミングが遅いほうがT2緩和の差が強調されます。**TEは通常，水とそのほかの組織の差はつくけれど黒くなりすぎないタイミングを選んでいますが，あえてTEを長くし，水を除く組織は黒くしてT2緩和時間の差を強調する画像もあります。これを"heavy T2強調画像"とよびます。

T2WIで低信号を示すものを**表4**に，高信号を示すものを**表5**に示します。

## プロトン密度画像（proton density image；PDI）の繰り返し時間（TR）とエコー時間（TE）

TRを長くして縦磁化の回復の違い（T1緩和時間の影響）を抑え，TEを短くしてT2緩和時間の影響も出ないようにすると，**信号強度はプロトンの量だけに依存**します。T1もT2もそのほかの要素も強調していない画像で，プロトンが多いところが強い信号を示す撮像法です。臨床MRIの初期には頭部に使われましたが，脳疾患はその後FLAIR像に取って替わられ現在PDIは主に関節で使用されています。

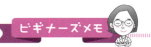

**SE法のTR，TEのまとめ**
- T1WIでは「TR，TEともに短くする」。
- T2WIでは「TR，TEともに長くする」。
- PDIでは「TRは長く，TEは短くする」。

### 図11 TEの違いによるT2WIのコントラスト

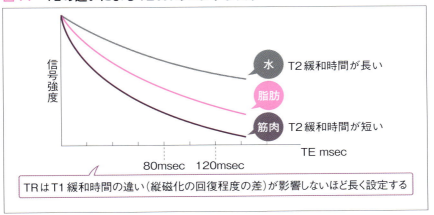

TRはT1緩和時間の違い（縦磁化の回復程度の差）が影響しないほど長く設定する

### 表4 T2緩和時間短縮を示すもの（T2WIで低信号；黒）

① Hemosiderin：古い血腫，色素性絨毛性滑膜炎，hemosiderosis，子宮内膜症性囊胞
② フェリチン：小脳歯状核への沈着
③ 超常磁性酸化鉄粒子（superparamagnetic iron oxide；SPIO）：T2短縮効果，強いT2*短縮効果を有する陰性MRI造影剤（Kupffer細胞に取り込まれるが現在はほとんど使われない）
④ 高濃度のガドリニウム系造影剤

### 表5 T2緩和時間延長を示すもの（T2WIで高信号；白）

① 脳脊髄液・消化管内容液・胆汁・尿・水晶体
② 皮下脂肪・脂肪髄
③ 炎症・浮腫
④ 硝子化（ヒアリン）変性，脱髄
⑤ 腫瘍（発生臓器よりT2延長を示すことが多い）

## 反転回復（inversion recovery；IR）法

まず，180°（反転）パルスをかけてすべてのスピンの向きを反転させます。IR法では最初に打つ反転パルスが，スライス選択RFパルスを兼ねています。極性が逆向きになった縦磁化は，T1緩和に従って回復してきます。途中のあるタイミン

グで90°（励起）パルスをかけ，180°（収束）パルスをかけて信号を得るものです（図12ⓐ）。反転パルスと励起パルスの間隔（inversion time；TI）によって，次の2種類の使い方があります。いわば下ごしらえをしてからSE法を走らせる方法なので，多少時間がかかりますが一味違う画像になります。

### Fluid-attenuated inversion recovery（FLAIR）法

　水の縦磁化が0になるタイミングで励起パルスをかけると，励起する時点で縦磁化が0の水からは信号が出なくなります。TEは長めに設定するのでT2緩和の影響が強くなります。これがFLAIR像で，特に脳で使われます（図12ⓑ）。

■ FLAIR像の使い道

　脳には脂肪組織はありませんが，**脳室や脳溝・脳槽などの水の高信号がT2延長病変のコントラストを低下させます**。こういうときには，FLAIRで水（自由水）の信号を抑制すると，梗塞・炎症・腫瘍・変性などの病変が明瞭にみえてきます。

### Short-TI inversion recovery（STIR）

　脂肪の縦磁化が0になったタイミングで90°パルスをかけると，そもそも**縦磁化が0の脂肪からは信号が出なくなります**。これが脂肪抑制画像の1つであるSTIR像です（図12ⓑ）。

■ 脂肪抑制画像の使い道

　T2WIでは**皮下脂肪・内臓脂肪・脂肪髄などもまた高信号を示すため，T2延長病変と脂肪とのコントラストがつかず**，病変を認識しにくい場合があります。そんなときには，脂肪の信号のみを低下させて病変を浮き出させる方法が有用です。拡散強調画像（diffusion-weighted imaging；DWI）も脂肪抑制と組み合わせて使います。また，ガドリニウム系造影剤（常磁性体造影剤）は，病変のT1緩和時間を短縮すると高信号になりますが，周囲に脂肪があるとコントラストが低下してしまうので逆に認識しにくくなってしまいます。例えば，脂肪髄で囲まれる骨腫瘍の診断には，脂肪抑制T1WIが使われます。

　このようにIR法では，**脂肪が邪魔になればSTIRによる脂肪抑制，水が邪魔になればFLAIR**という使い方ができるのです。

**図12 ⓐ　IR法の基本シーケンス**

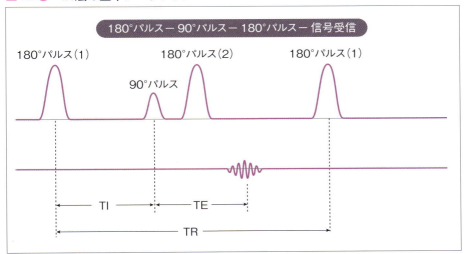

ⓑ　最初の反転パルス（180°パルス（1））をかけた後の縦磁化の回復（T1緩和）

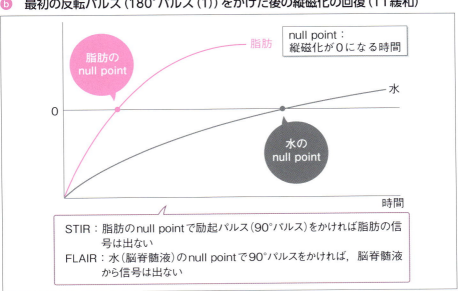

> **もう少し知りたい人に**
>
> 図12ⓑで横軸の上下は逆向きの極性を表し，上が静磁場と同じ向きです。脂肪の縦緩和は速いため，脂肪のnull pointでほとんどの組織の縦磁化は静磁場と反対向きです。「信号強度はどうなるの？」いいえ，心配には及びません。信号強度は絶対値で表示されるので逆向きでも問題ありません。

## Gradient echo法（図13）

SE法やFLAIR法は良質の画像が得られる基本の撮像法ですが，時間がかかるのが欠点です。時間がかかるとモーションアーチファクトが増え，この対応に追われることになります。そこで撮像時間短縮目的で考案されたのがGRE法で，TR，TEを短くできます。GREの信号はT2*緩和で減衰していくFIDを分散させ再収束したものです。GRE法では位相をそろえるために反転パルスを使わず，代わりに傾斜

**図13　GRE法のタイミングチャート**

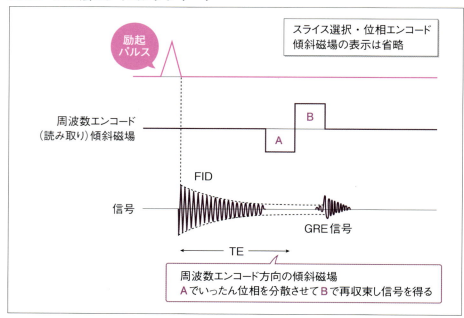

磁場によって位相を収束します。傾斜磁場をオンにしてプロトンの回転数を変化させ，これをオフにして反対向きの傾斜磁場をオンにすると位相がそろう仕組みです。この操作はとても素早いのでTR，TEを短くできますが，スピンの飽和が起こってしまいます。そこで，励起パルスで縦磁化の倒れる角度（flip angle；FA）をとても小さくすることで縦磁化の戻りが早くなり，短いTR間隔でも多くの組織の縦磁化は回復して飽和を避けられます。GRE法には，TRを組織のT1より長く設定する非定常状態で受信しT2*やプロトン密度を強調する方法と，TRを組織のT1より短く設定する定常状態で受信しT1，T2/T1，T2をそれぞれ強調する方法があります。

### T2*強調画像（T2*WI）（図8）

　励起パルスは横磁化を発生させいったん位相をそろえ，この直後にFIDとよばれる信号の検出が可能です。この信号はすぐ消えてしまうので，画像にするにはとても素早く採取する必要があります。SE法では間に合わず高速に読み取るGRE法を用います。これがT2*強調画像です。この画像は独特で，面白いことに信号があるところに意味があるのではなく，信号が出ないところに意味があります。磁性体が存在し磁場が乱れたところの信号が低下するので，無信号は逆に磁性体があることの証拠になって，微小出血の検出に有用というわけです。短所を長所として逆手に取る発想ですね。

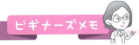
ビギナーズメモ

**SE法とGRE法の血管内信号の違い**
　SEでは流れによる信号低下（flow void，high velocity signal loss）を生じます。GRE法では新鮮なスピンが撮像面に流入してくる流入効果（inflow効果あるいはflow-related enhancement）により，血管内は高信号になります。

## 撮像時間を短縮する方法

　1枚に要する撮像時間は「TR×N×NEX」で表されます。
　TRは励起パルスの繰り返し時間，Nは位相エンコードステップ（マトリックス）数，number of excitation（NEX）はS/Nをよくするために同じシーケンスを複数回行い加算する回数のことです。これらの要素から時間短縮方法を考えてみます。

## ■ 一度に複数の面を撮像する（multi slice 法）

　1枚の分厚い画像を撮る方法もありますが，ほとんどは多断層を一度に撮像し，これをマルチスライスとよびます。一度に撮れる枚数には限界がありますが，スライス選択傾斜磁場に対応して複数の周波数の励起パルスをかけて，複数の面のプロトンを共鳴させます。ここで問題なのは，RFパルスは周波数帯に少し幅があり（バンド幅），隣の断層の共鳴周波数成分も少し含まれてしまうことです。連続するスライスを撮ると画質の劣化が起こってしまうので，スライス厚の10％程度のギャップが必要です。これを防ぐために奇数を撮った後に偶数の面を撮る方法があり，広く使われています。

## ■ NEXを少なくする

　NEXが多いほどS/Nはよくなりますが，撮像時間は長くなります。

## ■ TRを短くする

　縦磁化の回復には時間がかかるので，TRが短いとT1緩和時間の長いものほど縦磁化が元通りに回復する前に次の励起パルスを浴びることになります。励起パルスを打つたびに縦磁化が小さくなり信号が出なくなることを飽和とよびます。SE法でTR時間を短くすると，もう1つ問題が生じます。励起パルスの間で位相をそろえるための180°パルスを打つ時間がなくなってしまうのです。

## ■ 位相エンコードの数を減らす

　例えば位相エンコード数を256から128にすると撮像時間は半分になります。

## ■ ハーフフーリエ（部分フーリエ）

　位相エンコードステップは，傾斜磁場の中心を静磁場と同じ強さとし（アイソセンター），右上がりと右下がりの傾斜で行います（図6）。k-spaceに収集したデータの半分は実は鏡面像であり，半分は同じデータの貼り付けで済みます。この方法はハーフフーリエとよばれ，データ収集回数を減らしたぶんの時間が短縮されます。実際には60％程度の実測データが必要です。

## ■ 高速撮像法

❶ GRE法（図13）

❷fastSE（FSE）法（図14）

　RephaseするRFパルスまたは傾斜磁場を1つのR-R間隔にたくさん打つ方法です。1回の励起パルスで得られる信号（エコー）数をecho train length（ETL），またはturbo factor（TF）とよびます。撮像時間は1/TFに短縮されますが，T2緩和により横磁化は減衰して行くので後から出てくる信号は弱くなってきます。FSEでは140〜160°程の再収束パルスを使うことがあります。180°パルスよりも少し時間が短く，T2緩和が緩やかになって後のほうでも信号が保てるためです。

　Single shot法は究極のターボで，1回の励起パルスからすべてのデータを得る方法です。TRがないのでT1緩和時間の差は生じません。後ろのほうの信号は弱いものの，横緩和の強いコントラストが生じheavy T2WIとよばれます。Magnetic resonance cholangiopancreatography（MRCP），MR urography，MR myelography，Basi-parallel anatomical scanning MR imaging（B-PAS MRI）などで水っぽいものを描出するために使われます。

### 図14　SE法とfast SE（FSE）法のパルスシーケンスの比較

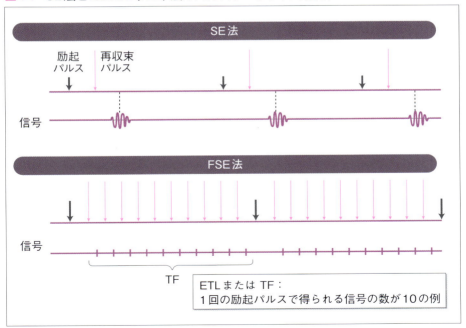

### ■ パラレルイメージ

多数のコイル（通常は受信コイル）を組み合わせて配置した phased array coil を使い，FOV を分割して同時に撮像します．組み合わせるコイルの数をチャンネル数（reduction facter〈R〉）とよび，撮像時間は 1/R になります．

## アーチファクト

頻度の高い注意すべきアーチファクトをまとめました．

### ■ モーションアーチファクト（motion artifact）（図15）

励起～信号収集の一連の作業は傾斜磁場の強さを変化させながら繰り返し，そのつど位相エンコードが行われます．この間，**動いている臓器や血流などのプロトンは移動する**ため，すでに決めた位置情報と合わなくなってしまいます．動きがどの方向であっても位相方向のズレとして元の形を保った虚像（ゴースト）として現れます．心電図や指尖脈波同期・呼吸同期による補正，高速撮像法などによってかなり改善されていますが，**撮像時間の長いT2WIのほうがT1WIよりも出やすく，黒よりも白の虚像のほうが目立つため造影T1WIのほうが単純よりも邪魔になります**．周波数エンコードは位相エンコード直後の信号読み取りの際にすみやかに行われ，動きの影響を受けません．虚像が病変に重なったり病変かどうか迷う場合は，位相と周波数エンコードの方向を変えることもあります．

### ■ フローアーチファクト（flow artifact）

血液が流れる**血管内からも動きによる虚像が出ます**．特に造影T1WIで動静脈が高信号になると目立つことがあり，モーションアーチファクトと同じく位相方向に帯状に配列します（図16）．

脳脊髄液などの液体が流れている場所にも，プロトンの移動による信号欠損を生じることがあります（図17）．心電図同期や指尖脈波同期で防ぐことができます．

### ■ ケミカルシフトアーチファクト（chemical shift artifact）（図18）

RFパルスは単一周波数ではなく，やや高い～やや低い周波数を含んでいます．撮像スライスの選択には，「静磁場強度＋傾斜磁場強度」に従ったLarmor周波数に一致するRFパルスを送り，これを「励起パルスのバンド幅」とよびます．ケミカルシフトに関連するのは「周波数エンコードのバンド幅」で，受信する信号の周

### 図15 心臓の拍動や呼吸によるモーションアーチファクト

心臓や胸壁の虚像が前後方向に並び,位相エンコードは被験者の前後方向だとわかる。

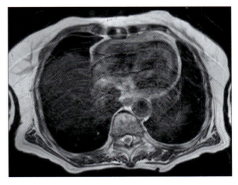

### 図16 脳転移スクリーニングMRI

**a** 単純T1WI水平断像

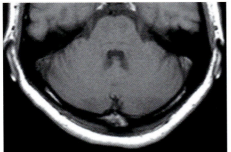

**b** 造影T1WI水平断像

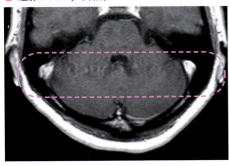

**c** 造影T1WI冠状断像

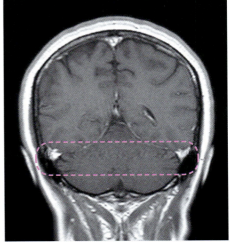

単純T1WI(**a**)では虚像は気にならない。造影すると(**b**, **c**)S状〜横静脈洞の虚像が目立ってくる。小脳半球に重なり( ),転移かどうか迷う場合もある。

## 図17　CSF flow related artifact

脳脊髄液にも流れがあるため，脊柱管のT2WIでは髄液の信号の抜けになって「占拠性病変かな？」ともなりかねない。

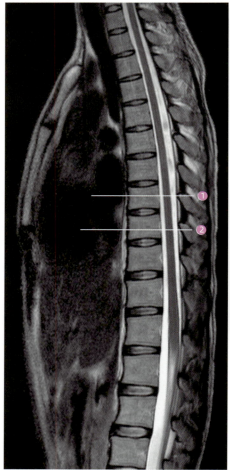

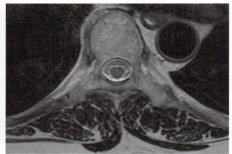

❶Th 8レベル。脳脊髄液の流れによる信号欠損（signal void）を認める。

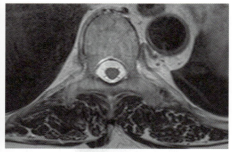

❷Th 9レベル。脳脊髄液に信号欠損を認めない。

## 図18 ケミカルシフトアーチファクト

**a** ケミカルシフトアーチファクトのしくみ

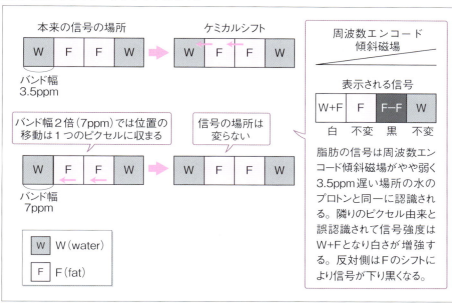

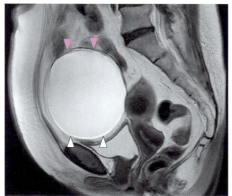

**b** 卵巣漿液性嚢胞性腫瘍と周囲の腹膜脂肪組織の境界にケミカルシフトアーチファクト（▶▷）を認める。

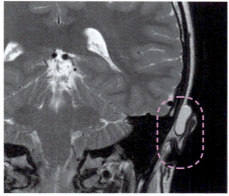

**c** 左耳介の腫瘍と皮下脂肪との境界にケミカルシフトアーチファクト（◌）を認める。

波数エンコードの周波数帯のことです。静磁場強度1Tに対して加える周波数エンコードの傾斜磁場はmT単位なので，バンド幅はkHz単位になります。例えば32kHzのバンド幅で考えてみると「32,000Hz/256画素＝125Hz/画素」になります。

　同じ外部磁場強度にあっても，脂肪のプロトンと水のプロトンの歳差運動は，実はわずかに異なっています。脂肪プロトンは複雑な分子構造のなかにあって外部磁場から遮蔽されており，脂肪プロトンが感じる磁場は水プロトンよりもわずかに弱いからです。この差は3.5ppmほどで，1.5Tの歳差運動を64MHzとすると，224Hzほど脂肪プロトンの回転が遅くなります。傾斜磁場を加えて考えると，**脂肪プロトンの周波数は傾斜磁場のやや弱い場所にある水プロトンと同一になります**。周波数エンコードバンド幅が125Hz/画素の場合は，実際の場所よりも傾斜磁場が低い隣のピクセル由来として認識され信号は隣のピクセルに移動します。脂肪性組織と水を含む組織の境界では，脂肪が高磁場側にある場合は水と脂肪の信号が重なって境界部は高信号になり，脂肪が低磁場側にある場合は両者の間に信号の空きが生じます。嚢胞性腫瘍以外にも，腎臓やリンパ節と周囲脂肪組織の境，脂肪を含む耳下腺と水分の多い腫瘍の境界などにもみられます。なお，バンド幅を2倍あるいは画素数を半分にすると250Hz/画素になり，脂肪と水の周波数の差は元のピクセル内に収まるのでこの現象は出ません。

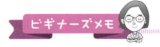

**ppm**
　part per million，つまり$10^6$分の1です。

### ■ 磁化率アーチファクト（susceptibility artifact）

MRIでは，信号が出ない原因は主に3つあります。
　❶ 空気や腸管ガスなどの水素原子核がないところ，
　❷ 水素原子核はあるが撮像中に移動してしまう（flow voidなどの場合），
　❸ 磁化率アーチファクト
です。
　金属のインプラントや超常磁性酸化鉄粒子造影剤（SPIO），出血後のhemosiderin

（常磁性体）など，磁化率の大きい物質の存在は磁場を乱します。磁場が不均一になるとボクセル内の各スピンの歳差運動の周波数に違いが生じて位相が分散します。これが磁化率アーチファクトで，周辺の磁場まで乱すので実物の大きさよりも広い範囲で無信号になります。また，副鼻腔や乳突洞など空気と骨が接する部分では磁化率の差が大きいため局所の磁場が乱れ，ここにも磁化率アーチファクトが生じます。無信号域と歪んだ高信号域になります。磁化率アーチファクトは，再収束パルスを使うSE法よりも傾斜磁場で位相を再収束するGRE法で強く現れ，特にecho planar imaging（EPI）で顕著になります（図19）。また，静磁場強度の強いほうが磁化率アーチファクトは強く出ます。

## ■ 折り返しアーチファクト（aliasing/wraparound artifact）

撮像範囲（FOV）を対象（被験者）の大きさよりも広く設定すれば，0°～360°の位相エンコードを対象のすべてに重複なく割り当てることができます。ところが，設定したFOVが対象より小さい場合は，0°～360°の位相エンコードの外から出た信号のデータはFOV内のデータに重なってしまいます。例えば位相380°の信号は20°の場所に，－20°は340°の場所にダブルブッキングになります。こうして位相エンコードの両端に折り返しアーチファクトが生じます（図20）。この現象は，折り返し防止ソフトによって防ぐことができます。

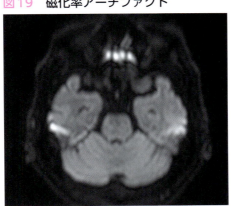

図19　磁化率アーチファクト

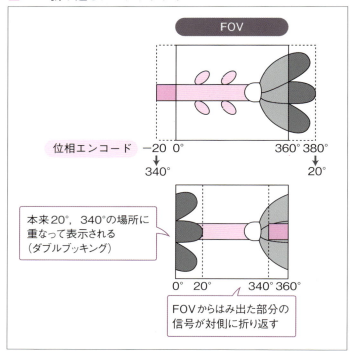

図20 折り返しアーチファクト

## ｛ 謝辞 ｝

　MRIの撮像に関しては岩手県立中部病院放射線技術科の藤村雅彦さんにいろいろ教えていただきました。厚く御礼申し上げます。

### 文献

1) 日本磁気共鳴医学会教育委員会編：基礎から学ぶMRI，インナービジョン，2004. p6-10, 20-33, 58-92.
2) 永井輝夫，ほか：最新CT診断学，朝倉書店，1991. p1-4.
3) 福田国彦：MRI免許皆伝　第2版，日本医事新報社，2006. p10-58.
4) 木戸康博，ほか：基礎栄養学　第3版（栄養化学シリーズNEXT），講談社サイエンティフィック，2015.
5) www.cocacola.co.jp/article/special-consideration.
6) 高原太郎：MRI自由自在　第1版，メジカルビュー社，2012. p2-11, 14-33, 122-174.
7) Schild HH：湯浅佑二日本語監修. わかりやすいMRI（九分九厘保証つき），バイエル薬品株式会社，1990.
8) Schild HH：漢訳三木幸雄監訳. わかりやすいMRI 2（九分九厘保証つき），バイエル薬品株式会社，2012.
9) 吉川宏起，奥山康男，嶋田守男：基本的な撮像シーケンス. 画像診断 2010; 30(7): p691-9.

# 2章

# 脳

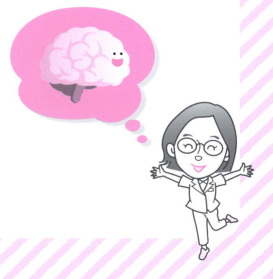

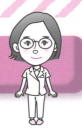

# 2章 脳 脳卒中

## ● 脳梗塞

　頭蓋内の疾患は，脳の局所解剖と機能分布に関連した「麻痺・失語・構音障害・視野障害など」の神経欠落症状のほかに，「せん妄・失認・失行・意識障害」や「頭痛・嘔気・嘔吐・痙攣」など非特異的な症状もあります。Sudden on setもあれば段階的発症もあり，救急外来において鑑別すべき疾患は全身の多岐にわたり先入観なくみることが大切です。

### 脳卒中って……？

　「そつ（卒然）として倒れる（邪風に中る）」の意である脳卒中は，主に脳梗塞・脳出血・くも膜下出血を指します。北東北に位置する当院の救急外来でも毎日のように扱っており，専門外であっても診断にかかわらなくてはなりません。大脳皮質は部位によって担う機能が異なり，Brodmannはこれをarea1〜47に分類しました。運動や感覚の伝導は，大脳皮質神経細胞 ⇄ 神経線維 ⇄ 脳神経核〜脳神経，脊髄神経へと伝わりますが，これらの伝達経路は，複数の異なる動脈支配領域を通過していきます。発症は突然か？　巣症状はあるか？　病態機能分布と動脈支配領域を照らし合わせて考えます。

### 脳梗塞

　脳の局所的な虚血の原因は大きく2つに分けられます。心臓あるいは主幹動脈で形成された血栓が剥がれて，塞栓子として脳血管を閉塞することを塞栓症とよびます。内頸動脈から脳動脈の動脈硬化によって壁肥厚と内腔の狭小化が起こり，虚血が生じることを血栓症とよびます。

# 脳梗塞とX線CT：シンプルだが繊細なCT

## 早期虚血サイン（early CT sign）

　脳梗塞の早期診断の鍵は，虚血部の軽微な浮腫性変化です。虚血に陥るとまず細胞障害性（細胞毒性/細胞性）浮腫，次いで血管原性（血管性）浮腫が起こります（表1）。CTはX線吸収値の違いを白〜黒で示します。発症直後はX線吸収値の変化に乏しく描出は困難ですが，心原性塞栓症では早期CTサインが出現することもあります。画像診断のビギナーがこの微妙な変化に気付くようになるには，多少の修練が必要です。

　単純CTのearly CT signは，DWIが進化した今でも知っていなければならない超急性期梗塞の重要な所見です（表2）[1,2]。特に心原性塞栓症で内頸動脈終末部や中大脳動脈近位が突然閉塞した際に，発症後1〜3時間で認められます。正常の灰白質は白質よりやや高吸収なので，特にレンズ核や島皮質のCT値のわずかな低下は気が付かれやすいのです。Early CT signは虚血による細胞性浮腫が原因と考えられ，皮質を含む広範囲で強い虚血を示唆します。また，中大脳動脈（middle

### 表1　浮腫性変化

❶ 細胞障害性浮腫（cytotoxic edema）
　細胞膜はNa-Kポンプによって，細胞内は高K，細胞外は高Na低Kの状態を維持している。低酸素・代謝障害・毒物などで細胞膜が障害されるとNa-Kポンプは破綻し，細胞内は水とNaイオンの流入によって膨化する。細胞間隙（組織間隙）は狭くなる。

❷ 血管原性浮腫（vasogenic edema）
　血管透過性の亢進によって血管内の水分が血漿成分とともに血管外に漏出し，細胞間隙に貯留する。神経細胞が密に配列する灰白質よりも，神経線維束が主体の白質により強く生じる。細胞間隙の浸透圧は上昇し，さらに水分の漏出を助長する。

❸ 脳室周囲間質浮腫（interstitial edema）
　水頭症で脳室周囲にみられる浮腫。脳室内圧の上昇に伴い脳脊髄液が上衣細胞を介して組織間隙に浸透するもの。

### 表2　early CT sign

❶ レンズ核辺縁の不明瞭化
❷ 島皮質の不明瞭化（loss of the insular ribbon）
❸ 皮髄境界の不明瞭化を伴う，吸収値のわずかな低下
❹ 脳溝の狭小化

cerebral artery；MCA）M1の塞栓子に一致して高吸収を認めることもあり，hyperdense MCA signとよばれます。**血液は凝血によってCT値が上昇し塞栓子は高吸収になるからです。** ヘマトクリット値100%では94HUだそうです[3]。

　脳卒中を疑う場合には単純CTで出血による明らかな高吸収や脳梗塞の早期CTサインを認めなくても，脳梗塞・動脈解離・微量のくも膜下出血などがありえますので，安心してはいけません。**X線吸収値の変化を読むCTは「シンプルだけど繊細」**です。明瞭な所見を認めないときにどう判断するかが問題ですね。

## 脳梗塞とDWI：明瞭だが解釈が複雑なMRI[4, 5]

### DWIとは？

　浮腫はMRIが最も得意とする病態であり，DWIはearly CT signよりもはるかに明瞭に，またCTで指摘困難な梗塞も描出できます。さて普段の生活で"拡散"といえば，濃度の高いところから低いところへと粒子が移動していくことですが，**MRIで扱う"拡散"は，組織内の水分子がBrown運動によってランダムで微細に動いている現象です。水分子の拡散が普段どおりか，制限されているかを調べるのがDWIです。**

### DWIで拡散の低下した部分が高信号になるのはなぜでしょう？（図1）

　DWIは，拡散によるスピンの移動をMPGという傾斜磁場を加えた際の位相のずれとして画像にしたものです（大丈夫，これから説明しますので本を閉じないでください）。

　ある方向に傾斜磁場Aを加えると，各スピンは磁場の強さに応じた周波数で回転し位相がずれます。次に，同じ強さで逆向きの傾斜磁場Bを加えます。この**大きさの等しく逆向きの傾斜磁場AとBを運動検出傾斜磁場（motion probing gradient；MPG）**とよびます。このとき，水分子のプロトンについて，❶静止したスピンと，❷拡散によってランダムに動いているスピンを比較してみます。

　❶のように静止したスピンは，傾斜磁場Aによっていったん位相がずれますが，逆向きで同じ強さの傾斜磁場Bによって元に戻ります。❷のように拡散によってスピンがランダムに動いていると，傾斜磁場の方向に移動するスピンは強さの異なる外部磁場に次々とさらされ，回転速度（回転周波数）がどんどん変化してしまいます。「$\omega$（回転周波数）＝ $\gamma$（定数）× $B_0$（外部磁場）」でしたね（p.14）。この場合

### 図1　DWIにおけるMPGとボクセル内の水分子プロトンの位相についてのイメージ

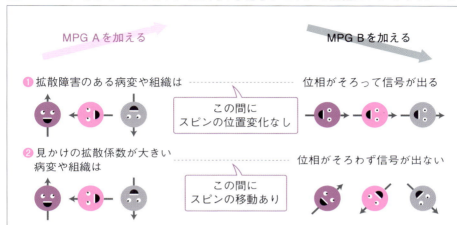

は，次に逆向きで大きさが等しい傾斜磁場Bをかけても位相のずれをキャンセルできません。こうして，拡散しているスピンが多いボクセルでは位相がそろわず信号は下がり，拡散が障害され静止したスピンが多いボクセルでは位相がそろって相対的高信号になるのです[4]。

拡散はあらゆる方向へのランダムな動きですが，全部は測定できないので通常は直行する3軸方向にこの操作を行い，加算して3軸方向の移動の程度を平均化した画像を作っています。

### DWIのパルスシーケンスは？

DWIのパルスシーケンスの基本は，single shot EPIという超高速撮像法に脂肪抑制を併用したものです。1回の励起パルスのあとT2WIの位相収束用180°パルスの前後にある時間間隔でMPGを印加し，その後，読み取り傾斜磁場を高速に連続反転して一気に信号を取得します（図2）。

MPGの単位は$sec/mm^2$です。MPGは，印加時間が長いほど，印加の時間間隔が長いほど大きくなります。**大きなMPGを加えるほど位相の分散が生じ信号は低下しますが，拡散の違いをより強調した画像になります**。MPGを加えない$B_0$画像のコントラストはT2WIになります。

## 図2 DWIの基本シーケンス

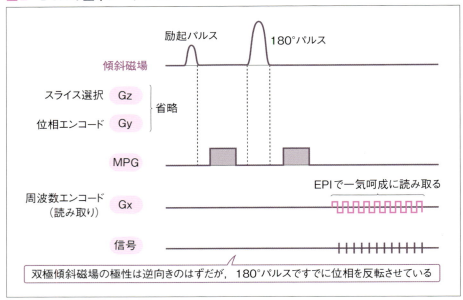

## 超急性期梗塞がDWIで高信号になるのはなぜでしょう？

　脳梗塞の超急性期では，虚血によってまず細胞膜のNa-Kポンプが壊れ，細胞外から細胞内にNaイオンと水が移動し細胞の膨化（細胞障害性浮腫）が起こります。細胞間隙が狭くなると，細胞内外や細胞間隙で水分子の自由で微細な動き（拡散）が制限されるので，拡散強調像で信号が上昇します（図3）。DWIで高信号が出現する時期は虚血の範囲や程度で異なり，範囲が広く強い虚血ほど早く出現します。最も早い場合発症後30分くらいから細胞性浮腫を反映して信号が上昇しうるそうですが，脳幹部の小梗塞巣などは遅れることもあります。梗塞巣は発症後24時間程度までは細胞性浮腫が主体で，信号は徐々に増強してきます。その後，血液脳関門が破綻し毛細血管の透過性亢進によって血管性浮腫が優位になり梗塞巣の含水量が増えます。発症後2日ほどで脳浮腫は著明になり4～5日後まで強い浮腫がみられます。この時期には細胞間隙は広くなり水分子の拡散は亢進するのでDWIの信号は低下するはずですが，高信号は数日から1週間程度維持します。DWIはMPGを加えてT2WIのシーケンスを走らせますので，著明な血管性浮腫によるT2緩和時間延長の影響も受けるためです。

### 図3　急性期梗塞がDWIで高信号になる理由

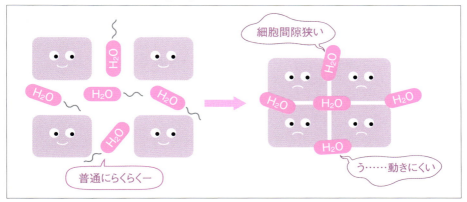

## 脳梗塞とFLAIR像 [4, 5]

### FLAIR像とは？

　FLAIR像は，脳疾患でルーチンに用いられています。IR法においてTIを脳脊髄液（cerebrospinal fluid；CSF）のnull point（2,000〜2,200msec程度）に設定するため，励起する時点でCSFの縦磁化が0になり脳室やくも膜下腔の信号が出なくなります。さらに，TRとTEを長く設定するとT2緩和時間が強調され，水の高信号でマスクされていたT2延長病変は認識されやすくなります。また，反転時間が非常に長いことから水を除く大部分の組織の縦緩和は回復しており，十分な信号が得られてコントラストの高い画像になります。FLAIR像は水っぽくなる病変に感度が高く，梗塞のみならず，脳炎・脳症・うっ血などにもとてもとても有用な撮像法です。

### 急性期脳梗塞のFLAIR像

　DWIと異なり，FLAIR像は超急性期梗塞の細胞性浮腫をとらえることはできません。信号上昇はDWIよりやや遅れ，FLAIR像で高信号を示していない梗塞巣は発症後4.5時間以内がほとんどです[10]。血管性浮腫が出現し脳の含水量が増えるとT2緩和時間が延長しFLAIR像やT2WIで高信号になります。FLAIR像は，T2延長病変に対してT2WIよりもコントラストが高い分だけより明瞭です。発症2日後程度で梗塞巣の浮腫が著明ないわゆる脳軟化になると，FLAIR像やT2WIで著明な高信号を呈しT1WIでは低信号になります。

# MR angiography（MRA）[6]

### ところでMRAではどうして動脈だけが高信号なのでしょう？

　一定の速度をもつ定常流はMRAで描出することができ，動脈のような速い血流は主に非造影time-of-flight（TOF）法を用いています（図4）。これはスラブとよばれるブロック単位で3D（三次元）GRE法により信号データを収集し，最大値投影法（maximum intensity projection；MIP）で表示する手法です。

　TOFは「飽和」スピンと「非飽和」スピンのコントラストを利用しています。励起パルスを短時間に受け続けるとスピンの縦磁化は十分に回復する時間がなく減少し，ついに縦磁化は0になり信号が出なくなります（図4ⓐ）。TOFではスラブ内の血管外のスピンにはこの現象が起こっています。しかし動脈内では速い血流により，スラブ外にある動脈中枢側から励起パルスを浴びていない（新鮮な）プロトンが絶えず流入しています。すると飽和によって信号が出ない周囲に対して動脈内は高信号が得られます。これを流入（inflow）効果とよびます（図4ⓑ）。血流方向の撮像範囲が長すぎると血管内にも飽和が起こってしまうので，限度があります。この場合は複数のスラブに分けて撮像して継ぎ合わせます（図5ⓐ）。動脈と反対方向から流入してくる静脈のプロトンは邪魔な信号の源ですから消す必要があります。このため，スラブ外の静脈流入側にわざと励起パルスを与えて静脈内のスピンを飽和しておきます。

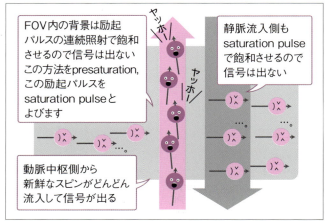

**図4　非造影TOF法**
ⓐ 飽和（saturation）　ⓑ TOF

## 図5 MRA

**ⓐ 頭頸部MRA　前後方向に投影**

**ⓑ 頭部MRA　頭尾側方向に投影**

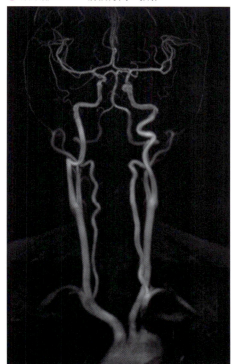

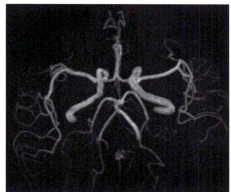

**ⓒ 前方循環　前後方向に投影**

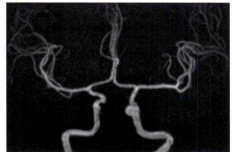

**ⓓ 後方循環　前後方向に投影**

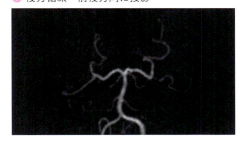

ⓒ：前方循環
　　内頸動脈（internal carotid artery；ICA）→前大脳動脈（anterior cerebral artery；ACA），中大脳動脈（middle cerebral artery；MCA）

ⓓ：後方循環
　　椎骨動脈（vertebral artery；VA）→脳底動脈（basilar artery；BA）→後下小脳動脈（posterior inferior cerebellar artery；PICA），前下小脳動脈（anterior inferior cerebellar artery；AICA），上小脳動脈（superior cerebellar；SCA），後大脳動脈（posterior cerebral artery；PCA）

> **ビギナーズメモ**
>
> MRAで得られる像の輪郭は,血管の内側,すなわち血流の外側の輪郭を示していますが,蛇行や分岐部の乱流によって信号が低下することもあり,過大評価のおそれもあるのを心得ておきましょう.

## 今だから大切さがわかる,脳梗塞を理解するための基本解剖

### 脳動脈の支配領域(灌流域)に注目しよう[7]

脳動脈の支配領域は,あたかもジグソーパズルのような印象深い区割りを示しています(図6).浮腫性病変が動脈の支配領域と一致するか否かは,動脈性梗塞とそのほかの疾患を鑑別するヒントになりますので,まずはMRIの画像に想定した動脈支配領域の境界を重ね合わせてみることが大切です.

### 側副血行路の存在も意識する[8]

梗塞巣の分布や大きさには,責任血管の閉塞や狭窄のみならず側副血行路からの

**図6 脳血管支配と機能解剖**

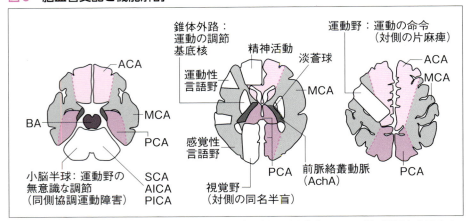

錐体路:運動野→放線冠→内包後脚→中脳(大脳脚)→橋→延髄錐体で8~9割が対側と交叉する.
小脳からの出力は小脳脚で交叉し,延髄で再び交叉して同側の脊髄につながる.

供血の有無も関与します。側副路にはWillis動脈輪と軟髄膜吻合（leptomeningeal anastomosis）があります。脳動脈は前方および後方循環に分けられ，Willis動脈輪がこれらを継いでいます（図5 b〜d）。Willis動脈輪より近位の狭窄や閉塞では，動脈輪を介して血液の供給を保とうとします。なお，動脈輪には破格が多く一部に既存の欠損がありうることにも留意しましょう。脳動脈は脳表の軟膜に沿って走行し，大脳半球・小脳半球に短い皮質動脈・皮質下動脈を分岐します。**皮質枝の末梢には軟髄膜吻合とよばれる豊富な吻合があり，虚血時には側副路になりえます（図7）**。深部白質には皮質動脈から分岐する長い髄質動脈が分布します。大脳基底核や視床などの深部灰白質には脳底部主幹動脈近位から穿通枝が入り，脳幹部にはBAなどから穿通枝が入ります。穿通枝領域は吻合に乏しく側副路の供血を期待しにくい場所です。

## 病型を考えよう [9, 10, 11, 14)]

　脳梗塞では，発症形式・症状・身体所見・リスクファクターなどの臨床情報にMRI所見を加えて病型を考え（表3），治療方針を決めます。実際には典型例のようにclear cutにはいかないこともありますが，シンプルな例を呈示します。

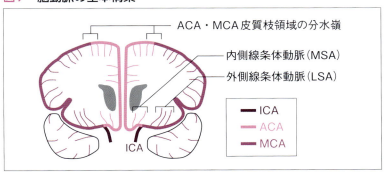

図7　脳動脈の基本構築[8)]

表3　脳梗塞の分類[9)]

| 脳梗塞の発生機序による分類 | 臨床的病型分類 |
|---|---|
| ❶ 血栓性 | ❶ 心原性脳塞栓症 |
| ❷ 塞栓性<br>　（心原性・大動脈原性・動脈原性） | ❷ アテローム血栓性脳梗塞 |
| | ❸ ラクナ梗塞 |
| ❸ 血行力学性 | ❹ そのほか |

## 突然発症で梗塞巣が閉塞血管の灌流域と一致する場合

心原性脳塞栓症を考えます（図8〜10）。

心腔で形成された大型の血栓が流れて脳血管を塞栓するので，突然に発症しすべての巣症状が発症時に出そろいます．突然の阻血であるため側副路が発達しておらず，**梗塞巣が閉塞血管の灌流域と一致します**．虚血が強いため著明な腫脹を示すよ

### 図8　症例1

ⓐ DWI

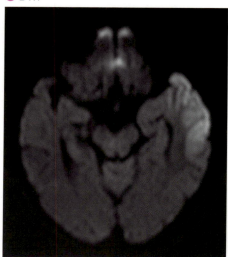

ⓑ DWI

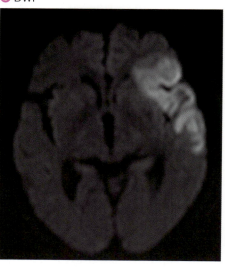

ⓒ MRA

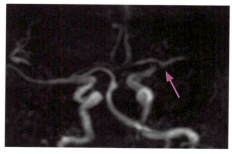

70歳代，女性．座って作業中に突然黙り込み応答しなくなった．JCS10，感覚性失語．リスクファクターは発作性心房細動（Paf），心室性期外収縮，高血圧．臨床病型は心原性脳塞栓症．CT（発症後65分，提示なし）では early CT sign なし．DWI（発症後80分）では左MCA領域に高信号を認める．

ⓒ：左ICA遠位端に塞栓子による信号欠損（→）．M1遠位〜M2〜M3は描出されない．

### 図9 症例2

**ⓐ 単純CT 発症後120分**

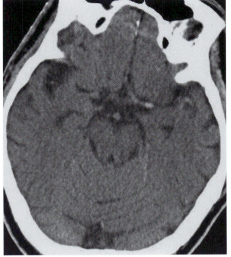

**ⓑ 単純CT 発症後120分**

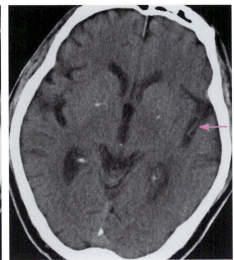

**ⓒ DWI 発症後140分**

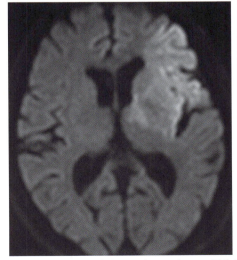

**ⓓ FLAIR像**

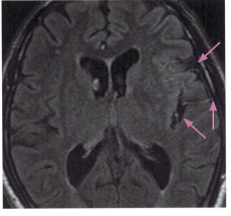

70歳代,男性。就寝中に嘔吐しよびかけに反応なし。JCS10,失語,左共同偏視,左片麻痺。リスクファクターはAf,臨床病型は心原性脳塞栓症。
ⓐ,ⓑ:Hyperdens MCA signあり(→)。わずかにearly CT signを認める。
ⓒ:左MCA領域の高信号を認める。
ⓓ:M2のflow void消失(hyper intense vessel sign)を認める(→)。

#### 図9 つづき
**ⓔ** MRA

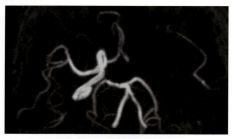

ⓔ：ICAからMCAの閉塞を認める。

うになります。心房細動（atrial fibrillation；Af）に伴うことが多く，左心房（特に左心耳）でうっ滞により血液が凝固して形成されます。フィブリン網に赤血球などが絡まって赤色血栓となり大型化しやすいのが特徴です。

## 梗塞巣に生じた出血

出血性梗塞を考えます（図10）。

**特に心原性塞栓症で虚血が強い梗塞の後に，末梢の小血管から出血することがあります。**血管内皮が虚血で傷害された後に主幹動脈の塞栓子が剥がれて末梢に移動し血流が再開通すると生じ，血栓溶解療法や血栓除去術後の注意すべき合併症でもあります。遅発性の出血では，梗塞巣の辺縁部における側副循環の発達の関与が考えられています。

### ビギナーズメモ

**出血性梗塞に感度が高い撮像法は？**

鉄を含む血液崩壊産物などの磁化されやすい物質が組織内にあると，その部分の局所磁場が非常に不均一になり特徴的な低信号になります。これを"T2*効果"とよび（p.19），感度はT1WI＜T2WI＜T2*WI＜SWIの順に高くなります。アーチファクトの1つですが，裏を返せば微小出血・脳挫傷・軸索損傷の検出や出血性梗塞の予測に有用な現象です。T2*効果は装置の静磁場強度の2乗に比例します。

> **もう少し知りたい人に**

　血管内の塞栓子や血流のうっ滞はMRIでわかるでしょうか？　血液には豊富なプロトンがありますが，血管内の信号強度にはまず血流が大きく影響します。SE法では流速が速い動脈は無信号になり，これをflow voidとよびます。FLAIR像でも血管内はflow voidを示します。GE法では逆に高信号になります。流れが遅い静脈などの信号は一定しません。動脈血では酸素化ヘモグロビン（オキシヘモグロビン＜oxy-Hb＞），静脈血には脱酸素ヘモグロビン（デオキシヘモグロビン＜deoxy-Hb＞）がそれぞれ相対的に多く含まれていますが，SE法やFLAIR像はflowの影響が勝るので酸素の結合状態は影響しません。これに対して磁化率強調画像（susceptibility weighted image；SWI）やT2*WIは磁化率に敏感で，deoxy-Hbが多い部分が低信号に描出されます。SWIは静脈内が著明な低信号を呈しますのでチョット見慣れない感じではありますが，貧困灌流（misery perfusion）で酸素消費率が亢進しdeoxy-Hbが相対的に増加すると虚血部の還流静脈が太く描出されます。

　塞栓子の存在を示唆する所見には以下の2つがあります。意識してみないと指摘は簡単ではなく，研修医が自ら見つけた際には「ほお〜プロだね！」と盛り上がってもよいかと思います。

❶ FLAIRのintraarterial signal[12)]
　FLAIR像では動脈は通常flow voidを示しますが，塞栓や血栓によってflow voidは消失します。また，皮質枝の血流が緩慢になると脳表の皮質枝flow voidは消失し信号が上昇します（図9 d）。これは灌流異常を疑うサインで，拡散低下を表すDWIよりも先に認められます。

❷ Artery susceptibility sign
　T2*WIは磁化率に敏感な撮像法で，主幹動脈の塞栓子は著明な低信号を呈します。Blooming効果で実寸よりも大きくみえます。これはCTのhyper dense MCA signに相当します。

## 図10 症例3

**ⓐ T1WI**

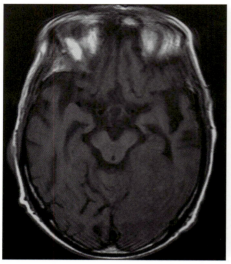

**ⓑ T2WI**

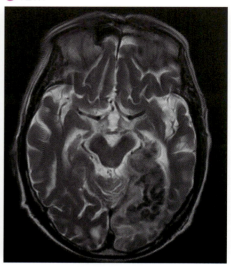

**ⓒ T2*WI**

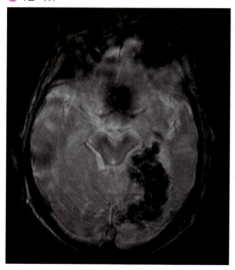

80歳代,男性。飲酒後倒れていた。右同名半盲,左上下肢の失調,嘔吐あり。リスクファクターはAf,高血圧。臨床病型は心原性脳塞栓症。第4病日に左PCA領域の出血性梗塞となった。

ⓐ:左後頭葉は腫大し,脳溝は消失している。
ⓑ:左後頭葉内側PCA領域のT2延長域のなかに低信号を認める。
ⓒ:明瞭で著明な低信号を示し,出血による磁化率効果を表している。

## 心原性塞栓症にも非典型例がある

塞栓子が断片化し末梢に流れると,心原性塞栓症でも皮質枝〜髄質枝領域に小梗塞巣が多発し散在することがあります(図11)。

### 図11 症例4

**ⓐ** DWI 発症後6時間　　**ⓑ** DWI 発症後6時間

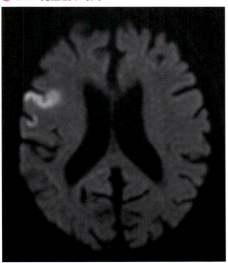 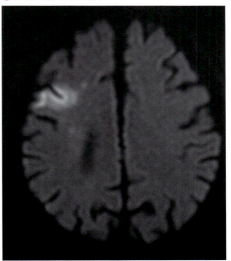

70歳代，男性。口角から食事がこぼれ，左手のコップを落とした，呂律が回らない，JCS0。リスクファクターはAf，高血圧，狭心症，飲酒，喫煙。臨床病型は心原性脳塞栓症。
ⓐ，ⓑ：皮質の一部に限局した高信号を認める。責任血管はRt. MCA M3皮質枝。

## 段階的な発症で小梗塞巣が主に白質に分布する場合

アテローム血栓性脳梗塞（atherothrombotic infarction）を考えます（図12）。

粥状硬化（athrosclerosis）は主幹動脈から穿通枝近位まで起こります。動脈硬化と高血圧・高血糖・高脂血症などの危険因子により生じた内膜損傷に血小板が集まり粥腫/プラーク（白色血栓）になります。粥状動脈硬化による狭窄は緩徐に進行するため段階的な発症が多くなります。血流は緩徐に低下するので側副血行路が発達する時間的余裕があります。典型例では，**血流を保つ動脈から供血され責任血管の支配領域よりも実際の梗塞巣が狭い，軟髄膜吻合の豊富な皮質が梗塞を免れ小梗塞巣が白質に分布，腫脹も軽度，などの特徴があります**（図12）。

灰白質は白質よりも虚血に弱いことが知られており，単位重量あたりの血流量・グルコース消費量・酸素消費量は皮質が髄質を2〜3倍上回るそうです[13]。アテローム血栓性脳梗塞では，虚血により先にダメージを受けるはずの皮質が軟髄膜吻合のおかげで保たれうるのですね。

## 皮質枝の灌流境界領域や表在穿通枝と深部穿通枝の境界領域に小梗塞が分布する場合

分水嶺梗塞(watershed infarction)を考えます(図12)。

　分水嶺梗塞は,灌流圧の低下による血行力学性梗塞です。複数の主幹動脈のアテローム硬化性狭窄がある場合,それぞれ単独では梗塞にならない程度の血流低下でも複数の主幹動脈領域が低灌流になると境界域に梗塞を生じることがあります。また,もともと主幹動脈にアテローム硬化性狭窄があって急激な血圧低下が加わって生じる梗塞もこのタイプです。ACA・MCA・PCAなどの皮質枝の灌流境界領域に起こる場合と,表在穿通枝と深部穿通枝それぞれの終末領域に生じる場合があります。半卵円中心から高位放線冠に小梗塞が多発し,ロザリーパターン(図12 ⓑ)とよばれます。

図12　症例5

ⓐ DWI　　　ⓑ DWI

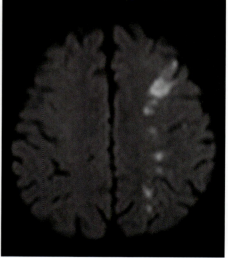

60歳代,男性。3日前右手が動かしにくい,2日前会話のつじつまが合わない,当日倒れているのを発見。JCS3,発語なし,右片麻痺。リスクファクターはAfなし,高血圧,心筋梗塞の既往。臨床病型はアテローム血栓性脳梗塞。

ⓐ, ⓑ：左MCA領域の白質や分水嶺を主として高信号が多発していた。ⓑに多発する小高信号域はロザリーパターンの分布を示す。頸部超音波で左ICA起始部にプラークを認めた(提示なし)。

## 皮質や髄質に小梗塞が多発・散在している場合

心原性塞栓の断片化（図11）や，アテローム血栓の断片化による動脈原性塞栓症（artery to artery embolization；A to A）（図13）の可能性があります。

アテローム血栓性の血栓（粥腫）の一部が崩壊・遊離し末梢に流れて塞栓子になると，動脈原性塞栓症を生じます。**ICA分岐部には大きな粥腫ができやすくA to Aの原因になることが知られています**。片側性の頸動脈の粥腫が多発性散在性梗塞巣の塞栓源として矛盾ないか，病変分布の検討を要します。また，心原性塞栓子の場合も，断片化してshower embolizationのように散らばると，結果として類似した分布を示すことがあります。やはりリスクファクターの把握が重要です。規則性がない多発散在性小梗塞はTrousseau症候群も忘れないようにしましょう。

## 梗塞巣がレンズ核〜放線冠に限局している場合

主幹動脈に異常がない場合はBADを考えます。

MCAに異常がある場合は**線条体内包梗塞（striatocapsular infarction；SCI）**を考えます（図14）。

MCAのM1近位の狭窄や閉塞にもかかわらず，穿通枝領域のみに限局した梗塞を生じることがあります。原因は穿通枝自体の異常ではなく，❶アテローム血栓症による狭窄が原因で側副路が発達していると皮質枝領域と（皮質枝から分岐する）髄質枝領域には軟髄膜吻合を介した血液供給がある。M1の穿通枝領域（レンズ核〜放線冠）は軟髄膜吻合から遠く側副血行が届かない[17]，❷塞栓子がM1の穿通枝分岐部をいったん塞栓し，その後末梢に流れて再開通するのでは，などと考えられています。

## 図13 症例6

ⓐ DWI 発症後4時間

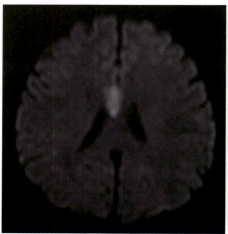

ⓑ MRA

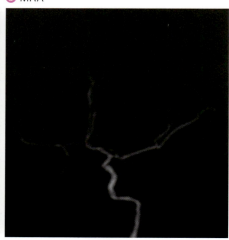

ⓒ MRA

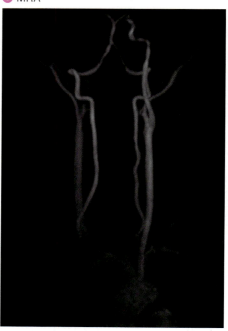

30歳代，男性。前日左上肢の脱力あったが1時間程で軽快，当日呂律が回りにくく，左上肢脱力，歩行時のふらつきが出現。リスクファクターはBP231/134mmHg，HR109/分（整），糖尿病（HbA1c 10.9％），高脂血症，喫煙。臨床病型はアテローム血栓性脳梗塞。

ⓐ：脳梁膝部に高信号域を認める。
ⓑ，ⓒ：右ICA近位部で閉塞している。頸部超音波で右ICA起始部にプラークを認めた（提示なし）。

## 図13 つづき

**d** DWI 第10病日

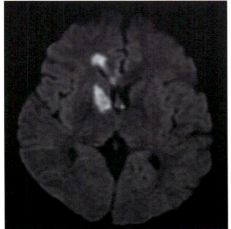

**e** DWI 第10病日

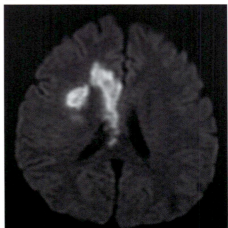

**f** DWI 第10病日

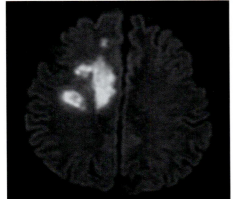

**h** 3D T1WI

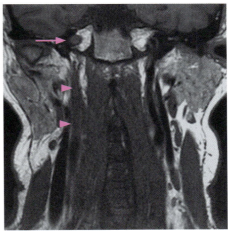

**g** 3D T1WI

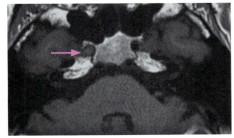

**d〜f**：症状は動揺しつつ増悪。高信号域は徐々に増大増加していた。

**g, h**：右ICAのflow voidは消失。中等度の信号があり，血栓閉塞を示している（→はICA錐体部，▶は頸部ICA）。血栓が崩壊し次々と末梢の塞栓子になったと考えられる。病型は動脈原性塞栓症（artery to artery embolization）。

**図14** 症例7

ⓐ MRA

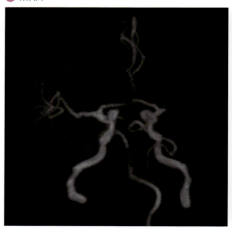

ⓑ DWI 第4病日

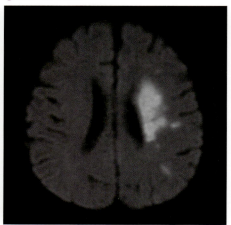

ⓒ DWI拡散強調画像 第4病日

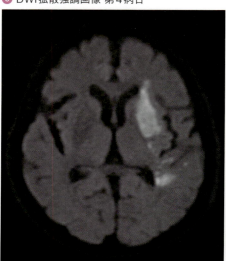

ⓓ PWI非造影灌流画像（arterial spin labeling；ASL）

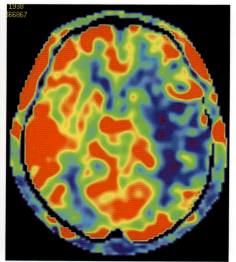

70歳代，男性。食事中右口角から流涎，右上下肢脱力，8時間後に発語困難となる。JCS3，運動性失語，右半側失認，左共同偏視，右片麻痺。リスクファクターは高血圧，数カ月前にも右片麻痺が出現し改善していた。臨床病型はアテローム血栓性脳梗塞（SCI）。
ⓐ：左M1近位閉塞を認める。
ⓑ, ⓒ：左大脳基底核〜放線冠に高信号を認める。急性期の梗塞巣を示す。
ⓓ：梗塞巣周囲の左MCA領域広範囲に灌流低下領域を認める。

> もう少し知りたい人に

- **虚血に最も感度の高い撮像法は？**

灌流画像（perfusion weighted image；PWI）です（図14ⓓ）。灌流とは毛細血管レベルの微小循環のことです。神経内科医は，DWIの高信号域から出現しうる巣症状よりも実際の症状から推察される病変の範囲が広い場合，「DWI高信号域の周囲により広い虚血状態があるのでは？」と疑うそうです。この機能的虚血領域がischemic penumbraで，灌流は低下しているが細胞膜の障害に至っていない部分です。

- **DWIとPWIのミスマッチとは？**

部分的な（局所的な）血流障害では，虚血中心部（ischemic core）と虚血周辺部（ischemic penumbra）があります。虚血penumbraは，治療によって梗塞を免れる可能性のある虚血領域です（厳密には梗塞に陥らない程度の虚血も含むそうです）。DWIで認める高信号域は，ほとんどの例で最終的に梗塞になる最小の範囲を示しています（図14ⓒ）。PWIは血流低下領域を示しますので（図14ⓓ），両者の差分領域（diffusion-perfusion mismatch）は治療可能な領域を示唆します。ちなみにpenumbraとは「太陽の黒点の周りの薄暗い部分，半影」のことです。

- **灌流を評価するMRIは？**

造影MRIと造影剤を投与しない arterial spin labeling（ASL），SWIがあります。ASLは3DのIR法で，脳底部で180°パルスをかけ動脈血流によって脳内に流入してきたスピンから信号を得る方法です。ASLにおいてスピンを反転することを「ラベリング」といいます。反転パルスをかけてから撮像までの時間をpulse delay（PLD）とよび，早すぎても遅すぎてもよくありません。当院では PLD1,500msecと2,500msecの2回に設定しています。

## 主幹動脈に狭窄のない穿通枝領域の小梗塞の場合

分枝粥腫型梗塞（branch atheromatous disease；BAD）やラクナ梗塞（lacunar infarction）を考えます[11, 14]。

### ■ BAD（図15）

穿通枝近位に生じた微小アテローム硬化性病変による穿通枝近位の閉塞です。発症後症状が増悪し入院してからどんどん悪くなる傾向があります。好発部位はレンズ核線条体動脈（基底核から放線冠にかけて），傍正中橋動脈（橋腹側から被蓋にかけて）などで，皮質には生じません。BAD（穿通枝近位閉塞）とラクナ梗塞（穿通枝遠位閉塞）は鑑別が難しいこともあります。画像上はBADのほうが大きくやや広がりがあり，BADは径1.5cmを超え，少なくとも3スライス以上に認められるとされます。また，BADは必ず症状を伴います。

**図15 症例8**
ⓐ DWI 発症後8時間　　　　　　　ⓑ DWI 発症後24時間

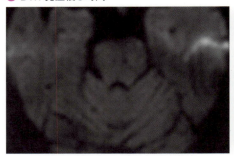
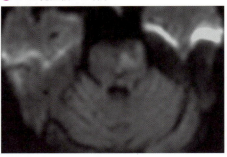

70歳代，男性。めまいを感じ，8時間後には脱力と悪寒で立っていられず，呂律が回らなくなった。JCS1，右顔面神経麻痺，右舌下神経麻痺。リスクファクターは高血圧（BP148/82mmHg）。臨床病型はBAD。
ⓐ：発症後8時間は高信号なし。
ⓑ：発症後24時間では橋左側に高信号を認める。MRAは異常なし（提示なし）。

## ■ ラクナ梗塞（図16）

　単一の穿通枝が遠位部で閉塞して生じる1.5cm以下の小梗塞で，好発部位は大脳基底核・視床・内包・放線冠・脳幹部などです。皮質には生じません。**症候性も無症候性もありますが，意識障害や失語などの皮質症状をきたすことはありません。**慢性的な高血圧に起因する細動脈硬化に伴う，穿通枝末梢のリポヒアリノーシスが原因とされています。

図16　症例9

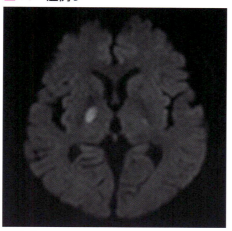

70歳代，男性。2日前の起床時から呂律が回らない，左片麻痺。リスクファクターは高血圧（BP229/96mmHg），HR93回（整），糖尿病（HbA1c 10.8％）。臨床病型はラクナ梗塞。DWI　第3病日で右内包後脚に高信号域を認める。MRAは異常なし（提示なし）。
責任血管はAchA。

### 図17 症例10

ⓐ DWI 第11病日

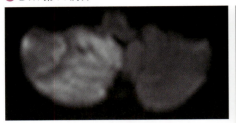

ⓑ 3D T1WI（2mm slice 再構成画像）

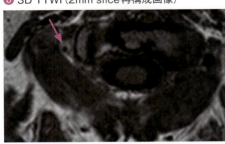

ⓒ MRA

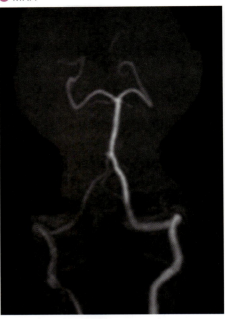

30歳代，男性。デスクワーク中に突然頭重感と強いめまいが出現，嘔気・嘔吐・吃逆あり，6日後突然右後頭部痛・冷汗・めまい・右半身違和感あり。リスクファクターは発症の1週間前からの咳嗽。
ⓐ：右小脳半球（PICA領域）に高信号を認める。
ⓑ：右VAに三日月型の高信号を認め（→），解離の偽腔血栓閉塞を示す。
ⓒ：右椎骨動脈は狭小している。

## そのほかの原因による脳梗塞

### 動脈解離（図17～19）

　主に高血圧性の解離に伴って，梗塞や少量のくも膜下出血をきたすことがあります。**内頸動脈よりも椎骨動脈に生じやすく，比較的若い年齢の梗塞では注意すべき原因の1つです。**急性期脳幹梗塞は初回のDWIで高信号が不明瞭な場合があり，症状や身体所見から病巣を疑うことが大切です（図19）。階調を変えてみるなどの工夫もしてみましょう。

## 図18 症例11

**ⓐ** DWI 発症後110分

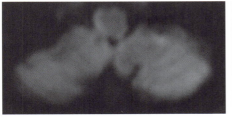

**ⓑ** DWI 第3病日

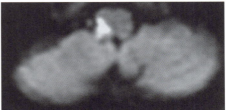

**ⓒ** 3D T1WI冠状断像

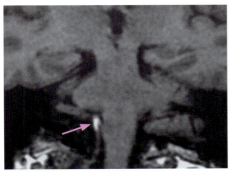

**ⓓ** 3D T1WI

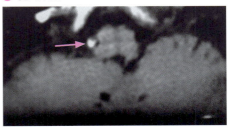

40歳代，女性。風邪をひいた後，右側の頭痛が2週間以上持続，右眼窩下方の疼痛，嚥下困難，体が右に傾く。リスクファクターは高血圧（BP183/113），HR82回/分（整）。Wallenberg症候群と診断された。右椎骨動脈解離に伴う延髄外側の梗塞である。

ⓐ：延髄右背側にわずかな信号上昇を認める。
ⓑ：高信号域は明瞭化した。
ⓒ：右椎骨動脈遠位に高信号（→）を認める。
ⓓ：VA内にT1短縮域（→）を認め，偽腔の血栓閉塞を疑う。
ⓔ：血栓閉塞部に磁化率効果（T2*効果）を認める。

**ⓔ** T2*WI

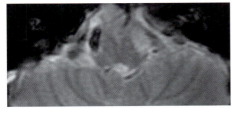

## ■ 3D T1WI

　三次元的にボリュームデータを収集し，任意の方向に二次元画像を再構成できます。スライス間隔は発生せずgaplessになり，任意方向のthin sliceを構築できます。頭部や関節など動かない部分に使われますが，**血管壁の評価に優れ解離の有無などの検討にも有用です**（図17ⓑ，図18ⓒ，ⓓ，図19ⓒ）。

### 図19 症例12

**ⓐ** MRA

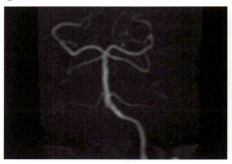

**ⓑ** BPAS

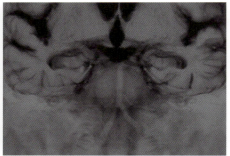

**ⓒ** 3D T1WI

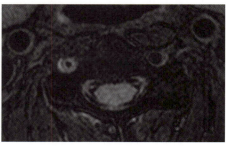

50歳代，男性。起床時に突然のめまい，左半身違和感，右にふらつく，右後頸部は重い感じ，水がうまく飲めない。リスクファクターは糖尿病，飲酒，喫煙。第1・第10病日DWIで異常なし，第10病日FLAIR像で延髄右側わずかに高信号（提示なし）。
- ⓐ：右VAは閉塞している。
- ⓑ：右VAの外観は保たれている。
- ⓒ：右VAは解離している。偽腔は高信号を示している。

### ■ Basiparallel anatomic scanning（BPAS）とは？

　橋前槽を斜台に平行に数cm厚で撮像したheavy T2WIで，撮像後にネガポジを反転したものです。SE法でTRをより長くしてT1緩和時間の影響を少なくし，TEをより長くしてT2緩和時間の影響を強くしています。その後，CSFの高信号を低信号に反転して，脳底槽を走行する椎骨脳底動脈の壁の外観（壁の外側の輪郭）を描出します（図19ⓑ）。

### ■ MRAとBPASの違いからわかることは？

　MRAと組み合わせて形成不全か病的狭窄かを鑑別できます（図19ⓐ，ⓑ）。ただし，解離かアテローム血栓かの判断は困難なので，3D T1WIのthin slice画像などの追加が必要です（図19ⓒ）。

## Trousseau症候群（図20）

　全身の悪性腫瘍の存在による凝固機能の亢進で産生された血栓によって生じる梗塞です。脳動脈の終末領域に生じやすく，多発小梗塞の分布になります。Trousseau（トルソー）症候群では血液中のD-dimerが異常に高く，悪性腫瘍の存在を疑うきっかけになることが多いようです。Trousseauは最初に報告された医師の名前です。自らもこの病態で亡くなられ，運命的な症候群となりました。

**図20　症例13**

ⓐ DWI　　　　ⓑ DWI

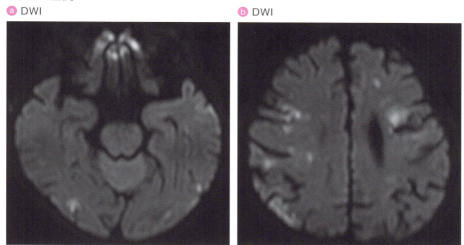

70歳代，男性。半年前から食思不振，体重減少あり，某日深呂律が回らず左上下肢の脱力あり。リスクファクターは特にない。血液検査ではD-dimer異常高値（14.2μg/mL）であり，Trousseau症候群を疑った。後日，肺癌が発見された。
ⓐ，ⓑ：両側大脳半球に小高信号域が多発している。動脈の支配領域とは無関係の分布を示す。

## 図21 症例14

ⓐ DWI 4時間後

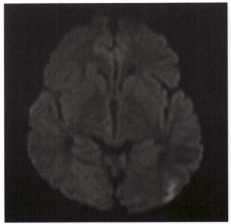

ⓑ FLAIR像 4時間後

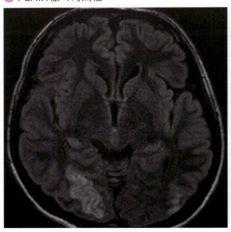

ⓒ CT angiography

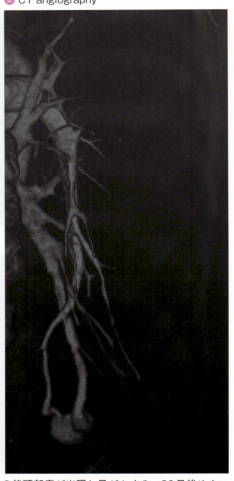

20歳代，男性。以前から頭痛あり，某日拍動性の後頭部痛が出現し目がかすみ，20日後めまいが出現，JCS10。リスクファクターは特になく，MRIで新旧の多発梗塞を認め奇異性梗塞と診断された。右後頭葉に陳旧性の梗塞（DWIで高信号なし，FLAIR像で高信号），左後頭，頭頂葉に急性期梗塞（DWIで高信号）であった。
ⓒ：左下葉に肺動静脈瘻を認める。

## 奇異性梗塞（図21）

　心房中隔欠損や肺動静脈奇形などシャント疾患に伴って生じる脳梗塞です。

### 図22 症例15

ⓐ MRA（ICAと外頚動脈〈ECA〉）　　ⓑ MRA（椎骨脳底動脈）

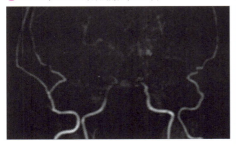
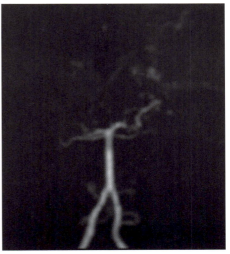

40歳代，女性。普段から頭痛があり，前日夕方からめまいが強くなり嘔気・嘔吐あり，左半身の脱力感あり歩行困難となった。
ⓐ：両側ICAは遠位で閉塞，もやもや血管を認める。硬膜動脈は発達。
ⓑ：PCAにも高度狭窄閉塞を認める。

## もやもや病（moyamoya disease，Willis動脈輪閉塞症）（図22）

　一過性の虚血発作・梗塞・出血などをきたす疾患です。ICA終末部からACA・MCA近位の原因不明の狭搾や閉塞が慢性的に進行し，側副路として発達した穿通枝の血管網が，もやもやした独特の像を呈します。血管狭窄の多くは両側対称性で，前方循環から後方循環に進行し，側副路による供給を需要が上回ったときに虚血になります。もやもや血管は発達した時期を過ぎると徐々に退縮し，この脆弱な側副血管に血行力学的ストレスがかかって破綻すると出血になります。このため，小児では虚血になりやすく，成人では虚血に加えて出血も起こりえます。1.5Tや3T MRIで正常の穿通枝を描出するのは困難ですが，基底部穿通枝の異常な拡張はflow voidとして認められます。MRAでは両側性対称性に狭窄や閉塞を認めますが，普段は画像処理で削除されてしまう硬膜動脈も側副路として発達することがあります。

## ■文献

1) 戸村則昭：単純CT，脳血管障害の画像診断，臨床画像増刊号．メジカルビュー社．2006; vol.22. No.4, p10-17
2) Tomura N, Uemura K, Inugami A, et al: Early CT finding in cerebral infarction: obscuration of the lentiform nucleus. Radiology. 1988; 168:463-467
3) 森　墾　編著：脳・脊髄の連想画像診断―みえないものを診る―第1版第2刷．メジカルビュー社．2013; p19
4) 西村恒彦，山田　恵，伊藤博敏：diffusion・perfusion MRI一望千里．メジカルビュー社．2006; p24-32, 78-85（DWI），68-76（ASL），50-58, 86-89（PWI）
5) 前田正幸：FLAIR，DWI，SWI，脳血管障害の画像診断，臨床画像増刊号 メジカルビュー社．2006；vol.22. No.4 :p86〜96
6) 多田信平監修，福田国彦：MRI免許皆伝　第2版　日本医事新報社．2006；p39-42
7) 高橋正喜：脳MRI 1正常解剖 第1版第1刷．秀潤社 2001; p210, 223
8) 宮坂和男：脳・脊髄血管造影マニュアル 第1版第3刷．南江堂．1999; p42, 78, 81, 90, 126
9) American Heart Association, American Stroke Association: Special report from the National Institute of Neurological Disorders and Stroke. Classification of cerebrovascular disease Ⅲ. Brain infarction Stroke. 1990; 21: 657-658
10) 木下俊文：Large artery infarction―脳塞栓症とアテローム血栓症―，画像診断 秀潤社．2016; vol.36. No.2, p135-145
11) 高木　誠：脳梗塞・分類．小川彰 監修，中川原譲二，佐々木誠 編集；見て診て学ぶ脳卒中の画像診断．永井書店，2008; p211-220
12) Toyoda K, Ida M, Fukuda K: FLAIR Intraarterial signal : an early sign of hyperacute cerebral ischemia. Am J Neuroradiol 2001;22:p1021-1029.
13) 山浦　晶，田中隆一，児玉南海雄 編，標準脳外科学 第10版第1刷 医学書院．2005；p147-153
14) 長畑守雄，近藤　礼，毛利　渉ほか：Small artery infarction―ラクナ梗塞と分枝粥腫型梗塞―，画像診断 秀潤社．2016; vol.36. No.2, p146-56

## こんな患者さんが来たら?

- 意識障害
- めまい
- 感覚障害
- 構音障害
- 頭痛
- 嘔気嘔吐
- 片麻痺
- 痙攣

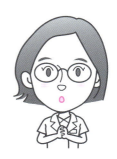

# 2章 脳 脳卒中

## ●脳出血

　脳内出血の原因の多くは高血圧症です。出血部位は大脳基底核や視床，次いで皮質下に多く，脳幹や小脳にもみられます。ヒアリノーシスまたはリポヒアリノーシスで小動脈が脆弱化したところに，長期間の高血圧状態が加わると異常血管/小動脈瘤が形成され破綻して出血するといわれています[1]。出血しやすい血管として，中大脳動脈(middle cerebral artery；MCA)水平部(M1)から直角に分岐する外側線状体動脈や，前大脳動脈(anterior cerebral artery；ACA)の前交通動脈(anterior communicating artery；A comA)分岐部近傍からヘアピン状のカーブを描いて分岐するHeubner反回動脈，後大脳動脈(posterior cerebral artery；PCA)の視床穿通枝などが知られています。

### 一世を風靡した血腫のMRI

　血液のCT値はヘマトクリット値に依存します。出血した直後には血腫のCT値は血管内と同等なので脳実質に近いはずです。血管外に出た血液はその後，凝血してCT値が上昇します。救急外来に来る頃には高吸収となるため，脳出血の診断はほとんどの場合単純CTにおいて容易です。

　臨床MRIが登場した当時，T1WI，T2WIにおける血腫の経時変化はMRI独特の魅力として多くの人を引きつけました。今では脳梗塞疑いにはDWI・FLAIR像が優先され，出血に感度が高いT2*WI・SWIなども追加可能です。**MRIでは，血管外に出た血液の信号強度は，A(凝固，溶血，液状化)，B(ヘモグロビンに含まれる鉄イオンの変化)の影響を受けます。Bには❶緩和時間促進(短縮)効果と，❷磁化率効果(T2*効果)があります。**血腫の信号強度はこれらのバランスで変化します。経時変化の病期をどこで区切るかは文献により多少異なりますが，ざっくりとダイナミックなイメージとしてとらえてみましょう。

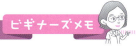

### 血液の成分

血液は固形成分である血球と液体成分の血漿からなり，6割近くは水分です。血管内の赤血球のヘモグロビンは，グロビン（蛋白）と鉄を含むヘムで構成されます。鉄は肺で酸素と結びつき動脈血中では酸素化ヘモグロビン（オキシヘモグロビン〈oxy-Hb〉）の形で存在し，全身に酸素を供給した後，静脈内では酸素と結合していない脱酸素ヘモグロビン（デオキシヘモグロビン〈deoxy-Hb〉）が多くなります（表1）。いずれも$Fe^{2+}$ですがoxy-Hbは不対電子がなく反磁性体で，deoxy-Hbは4個の不対電子をもつ常磁性体です（表2）[2]。

### 不対電子とは？（図1）

原子核の周りの電子殻とよばれる空間には，電子が存在します。それぞれ上向きのスピンと下向きのスピンをもった電子が2個で対（ペア）になると，磁気モーメントは生じず安定した形になります。ペアになっていない不対電子は，原子核スピンよりもはるかに大きい磁気モーメントをもつそうです。不対電子を有する常磁性体が存在するところの局所磁場は変化しているのですね[2-4]。

### 表1 ヘモグロビンの変化

❶血管内
deoxy-Hb（全身の静脈～肺動脈）＋$O_2$（肺）⇔oxy-Hb（肺静脈～全身の動脈）

❷血管外に出る
oxy-Hb → deoxy-Hb → met-Hb → hemosiderin

### 図1 対電子と不対電子とは？

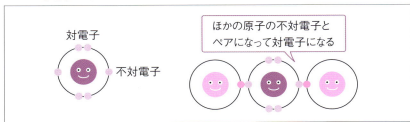

## 表2 磁性体とは？

磁場に入れたとき磁気を帯びる物質のこと

**❶ 反磁性体**

磁場と反対方向に非常に弱く磁化されるが，N/S極のいずれとも反発する。MRIでは磁化されないものと考えてよく，信号強度に変化を与えない。

**❷ 常磁性体**

- 磁場と同じ向きに弱く磁化される（例：deoxy-Hb・met-Hb・hemosiderin・メラニン・ガドリニウム系造影剤など）。
- met-HbはFe$^{3+}$で，5個の不対電子をもつ常磁性体である。常磁性体は磁気モーメントをもち，MRI装置の磁場に局所的な変化をもたらす。外部磁場の乱れ（歪み）に敏感なSWIやT2*WIでは信号を得られず，特徴的で著明な低信号になる。

**❸ 強磁性体**

磁場の中で強く磁化される（例：金属状態にある，鉄・コバルト・ニッケルなど）。

# 血腫の経時変化[3]

## 超急性期（数時間以内，図2）

　出血後数時間以内の**超急性期の血液**は，**反磁性体であるoxy-Hbが主体**です。緩和時間の短縮効果は示さず，外部磁場への影響もないためT2*（短縮）効果も示しません。血液は**血球や蛋白などを含むため，水と比較してT1，T2緩和時間はやや短縮し，見かけの拡散係数（apparent diffusion coefficient；ADC）は低下して**います。超急性期の信号強度はこれらを反映しています。周辺には出血の程度によって血清が滲み出します。血腫は灰白質と比較して，

- T1WIで軽度低信号（水よりは少し高い）
- T2WIで中等度の高信号（水よりは低い）
- FLAIR像で高信号
- DWIで高信号

となります。

## 図2 症例1

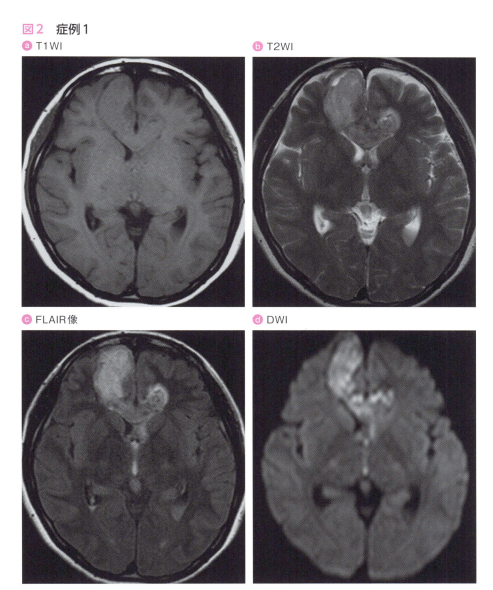

ⓐ T1WI　　ⓑ T2WI　　ⓒ FLAIR像　　ⓓ DWI

30歳代，女性。突然の頭痛，嘔気，嘔吐発症から2～3時間後のMRI。右前頭葉皮質下～脳梁にかけて超急性期の脳出血を認める。脳梁の血腫は対側に及び，左側脳室前角から第三脳室内にも穿破による出血がみられる。

## 図3 症例2

**a** T1WI

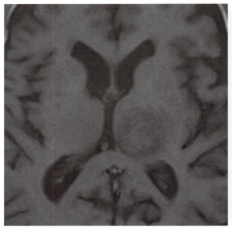

**b** T2WI

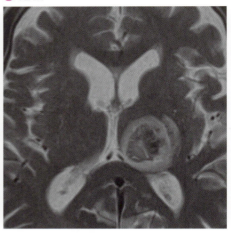

**c** T2*WI

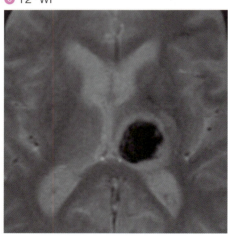

70歳代，男性。高血圧症BP171/86mmHg，腎機能障害あり，JCS2，右片麻痺，構音障害あり。最終未発症時刻から10時間未満の急性期視床出血である。赤血球内deoxy-HbのT2*効果を認める（**b**, **c**）。血腫の周囲には浮腫を伴っている。

### 急性期（数時間～数日，図3）

　出血後血腫の赤血球内ではoxy-Hbが徐々に脱酸素化されて，3日後くらいまでにはdeoxy-Hbが主体となります。deoxy-Hbは常磁性体なので磁化率を変化させT2，T2*短縮効果を示します。deoxy-HbにはT1短縮効果もあり，溶血すればT1短縮効果が出現しえますが，赤血球内に存在する状態では周囲の水のプロトンに近づけないので発揮できません。**急性期の主体は，赤血球内deoxy-Hbの**

## 図4 症例3

**ⓐ** T1WI

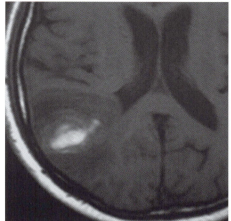

**ⓑ** T2WI

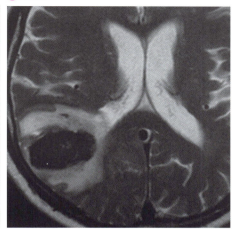

**ⓒ** FLAIR像

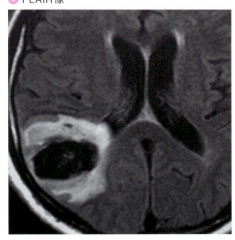

70歳代，男性。高血圧症BP159/104mmHg，JCS1〜2，左同名半盲，左半身の軽度脱力感あり。第4病日のMRI。亜急性期早期の皮質下出血である。

**ⓐ**：赤血球の崩壊がはじまり，T1WIで常磁性体のT1短縮効果が出現している。

**ⓑ, ⓒ**：T2WI，T2*WIでは磁化率効果が優位である。血腫の周囲に著明な浮腫を認める。

T2*効果です。出血後の凝血によってヘマトクリット値や蛋白濃度は上昇し，粘稠度が高くなるためADCは低下します。周囲の浮腫は増強します。

血腫は灰白質と比較して，
- T1WIで低信号
- T2WI，T2*WI，SWIで著明な低信号
- DWIはT2*効果とADC低下の影響で低〜高信号

## 図5 症例4

**ⓐ** T1WI

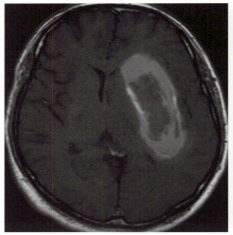

**ⓑ** T2WI

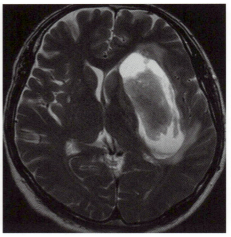

**ⓒ** T2*WI

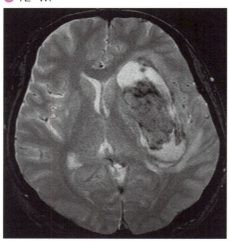

30歳代，男性。高血圧症BP198/120mmHg，JCS10，右上下肢麻痺あり。第9病日のMRI。亜急性期早期の被殻出血であるが赤血球の崩壊と液状化が進み，辺縁部から赤血球外（遊離）met-HbによるT1短縮効果がみられる（ⓐ）。血腫の液状化に伴うT2延長とT2*減弱を認める（ⓑ，ⓒ）。

となります。

### 亜急性期（数日〜3週，図4〜図6）

　血腫の辺縁部より赤血球の崩壊（溶血）がはじまり，deoxy-Hbはmet-Hbに変化して細胞外液中に放出されます。met-Hbはプロトンに接近すると強いT1短縮

### 図6　図2と同一症例

**a** T1WI

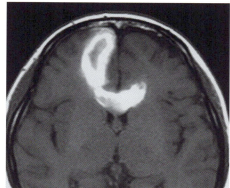

**b** T2WI

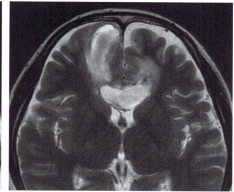

**c** T2＊WI

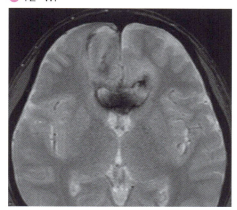

第13病日，亜急性期後期の血腫のMRI。血腫は液状化し，赤血球外（遊離）met-HbのT1短縮効果が血腫全体に認められる（ⓐ）。T2WIで磁化率効果は減弱しT2延長が進んでいる（ⓑ）。T2＊WIでは磁化率効果（T2＊効果）が強調されて認められる（ⓒ）。

効果を発現する常磁性体で，T1WIで高信号が出現します。met-HbはT2短縮効果やT2＊効果も有しますが血腫の液状化によってT2延長が加わり，遊離met-Hbは細胞外液中で希釈され密度が下がるため，T2＊（短縮）効果は減弱してきます。総じて**亜急性期の血腫は遊離met-Hbと液状化を反映し**，T1WI，T2WIとも徐々に高信号になってきます。

- T1WIで辺縁部から著明な高信号が出現し，赤血球の崩壊が血腫の中心部まで進むとベターッとした特徴的な高信号になる
- T2WIでも辺縁部から全体にかけて著明な高信号になってくる

となります。

### 図7 図2と同一症例

**ⓐ** T1WI

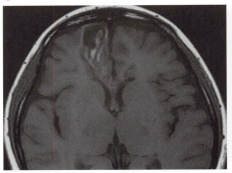

**ⓑ** T2WI

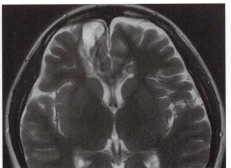

**ⓒ** DWI

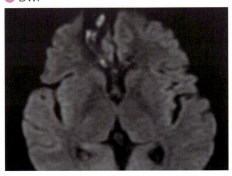

ⓐ，ⓑ：血腫の液状化によるT1，T2の延長あり。
ⓑ，ⓒ：辺縁部にはhemosiderinによる無信号域を認めた。

### 慢性期（3週以降，図7，図8）

2週ぐらいから血腫の辺縁には被膜形成がはじまり，ここではマクロファージがmet-Hbを貪食しhemosiderinとなって沈着します。Hemosiderinは著明な磁化率効果（susceptibility effect）を示し，血腫の辺縁部にhemosiderin ringとよばれる**無信号域が出現**します。液状化した血腫は次第に小さくなり吸収され，**T2WIや特にT2＊WI，SWIなどで出血の痕跡として無信号域を残すことになります**。

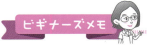

磁化率効果の感度は，おおむね**T1WI＜T2WI＜T2＊WI＜SWI**の順に高くなります。チョット独特な感じのする著明な低信号を示します。

## 脳出血の原因となりうるそのほかの疾患

　高血圧以外の出血の原因として，脳動静脈奇形・もやもや病・出血性梗塞・腫瘍内出血・静脈洞血栓症・外傷のほかに，血液疾患・抗凝固薬・血管炎（特に高齢者ではamyloid angiopathyなど）なども挙げられます。

- もやもや病（図8）

　梗塞も出血もきたしうるのですが，若年者では梗塞で発症し経過が長い成人では出血で発症する傾向があります。

- 脳動静脈奇形（arteriovenous malformation；AVM）（図9）

　特に若年者の脳卒中の原因として代表的な先天奇形です。動脈と静脈が毛細血管を介さないで吻合し，nidusとよばれる血管の塊を作ります。流入動脈からnidusに速い血流が流れ込み太い流出静脈へと続きます。シャントにより流出静脈の血流も速いため，全体がflow voidを示します。脳実質内のみならず，脳室やくも膜下腔にも出血することがあります。

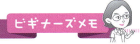
ビギナーズメモ

### Flow voidとは？

　SE法では流速の早い血管内は励起した後，位相再収束パルスを打つ間にプロトンが流れ去ってしまうために信号欠損になります。これをflow voidとよびます。動脈や動脈瘤，AVMのような血管奇形でみられます。

- 下垂体卒中（図10）

　脳出血は基底核・視床・皮質下などが好発部位ですが，まれに下垂体内にも出血することがあり「下垂体卒中」とよばれます。突然の頭痛や視力/視野障害で発症することが多く，下垂体機能異常を伴うことも多いようです。下垂体はトルコ鞍という骨に囲まれた構造内にあるためX線CTでは評価が難しい場所の1つであり，MRIが有用です。正常の下垂体前葉はT1WIで中等度の信号ですが，後葉は高信号を示し特に矢状断像できれいにみえます。正常下垂体後葉のT1短縮と出血の鑑別点として（血腫の信号強度は時期により変化するのですが），T2短縮やT2*効果による低信号は出血を示唆する所見です。

### 図8 症例5

**ⓐ** MRA

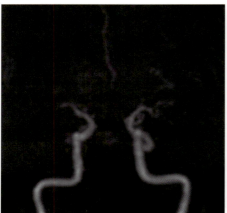

**ⓑ** T1WI

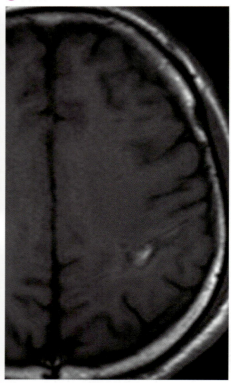

**ⓒ** T2WI

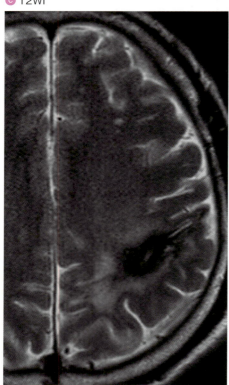

40歳代，男性。喫煙1〜2箱/日，数日間不眠の後，朝食時に右上下肢の脱力出現，言葉が通じず言葉が出なくなり倒れた。JCS3。

**ⓐ**：両側内頸動脈遠位の高度狭窄〜閉塞を認める。ACA，MCA，PCAなどの描出はきわめて不良である。大脳基底核付近にもやもやした微細な血管網を認め，もやもや病である。

**ⓑ，ⓒ**：3カ月後。慢性期の血腫である。T2WIではT1WIよりも著名なhemosiderin ringを認める。

### 図9 症例6

ⓐ T2WI水平断像　　ⓑ T2WI水平断像

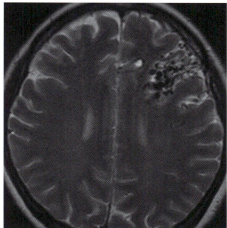
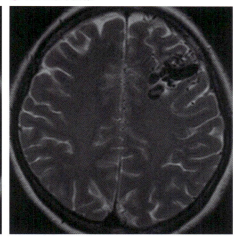

ⓒ 造影T1WI冠状断像

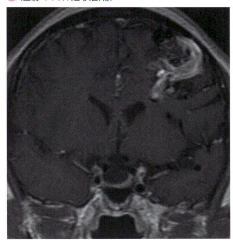

50歳代，女性。AVM。
ⓐ，ⓑ：流入動脈～nidus～流出動脈のflow void
　　　を認める。
ⓒ：著明に拡張した流出静脈を認め，造影効果
　　を示している。

## 図10 症例7

**ⓐ** T1WI水平断像

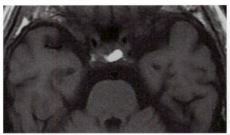

**ⓑ** T2WI水平断像

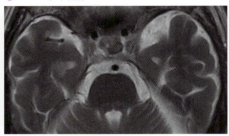

**ⓒ** T1WI冠状断像

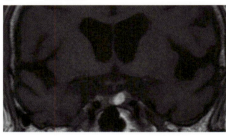

**ⓓ** T2WI冠状断像

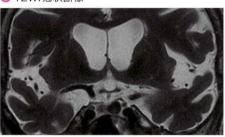

80歳代，男性。数カ月前から頭重感があった。症状が強くなり，転倒，嘔吐あり，BP206/107 mmHg，HR94回/分。
ⓐ，ⓒ：下垂体に著明な高信号を認める。
ⓑ，ⓓ：著明な低信号を認め，下垂体内の出血（下垂体卒中）である。
　　　 慢性的な経過と著明なT1，T2短縮を示すことから小出血の反復を疑う。

### 文献

1) 宮田　元：脳血管障害の病理を知る 脳卒中の基本病態から血管病理そして神経病理へ，画像診断　2016; 36(2): p112-4.
2) 日本磁気共鳴医学会教育委員会編：基礎から学ぶMRI，インナービジョン，2004. p135.
3) 荒木　力：決定版MRI完全解説，学研メディカル秀潤社，2016. p443-6.
4) 井田正博，日野恵子，萬　直哉，ほか：出血性脳血管障害のMRI診断法 撮像法の原理と急性期脳出血のMRI診断，画像診断 2010; 30(9): p940-53.

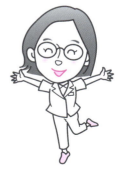

# 2章 脳 脳卒中

## ●くも膜下出血

　成人のくも膜下出血(subarachnoid hemorrhage；SAH)の原因としては脳動脈瘤の破裂が最多です。出血量は比較的多く，おおむね50〜70HU程のCT値を示し，単純CTで脳槽・シルビウス裂・脳溝が脳実質よりも高吸収に認識されます。ほかに脳動静脈奇形の破裂や脳動脈解離，外傷はさることながら，まれに感染性心内膜炎でもSAHを生じることがあります。このような疾患で出血量が少ない場合には，正常脳脊髄液の信号が抑制されるFLAIR像や，常磁性体の磁化率効果に鋭敏なT2*WIが有用です(図1)。骨に囲まれた頭蓋底・脳幹部周囲のSAHなどの検査にはFLAIR像が優れます。

### 相対的なコントラストで判断しているがゆえに……

#### 著明な脳浮腫の際にみられるCTのpseudo SAH

　X線-CTは水のX線吸収値を0として相対値で表し画像にしたもので，通常は組織や病変の色合いをみて相対的に判断しています。注意すべきCTの偽陽性として，心肺停止(cardiopulmonary arrest；CPA)の20%ほどで高度の脳浮腫に伴ってみられるpseudo SAHが知られています。高度の脳浮腫による圧迫で静脈還流が滞ると，脳表の静脈にうっ血拡張が生じます。加えて高度の脳浮腫により脳実質のCT値は著明に低下しますので，くも膜下腔の40HU程度の表在静脈が相対的高吸収にみえてしまうと考えられています[1]。

### FLAIR像はくも膜下出血に感度が高い撮像法ですが……

　FLAIR像が少量のくも膜下出血の描出に優れることは知られていますが，SAHのほかにもいくつかの病態やアーチファクトでくも膜下腔が高信号になることは心得ておきましょう[2,3]。出血かどうか迷う場合は，T2*WIで磁化率効果を確認するとよいですね(図2)。また，腰椎穿刺による髄液検査は微量の出血に対してMRIよりも感度が高いとされます。

### 図1 症例1
**ⓐ** 単純CT　　**ⓑ** 単純CT

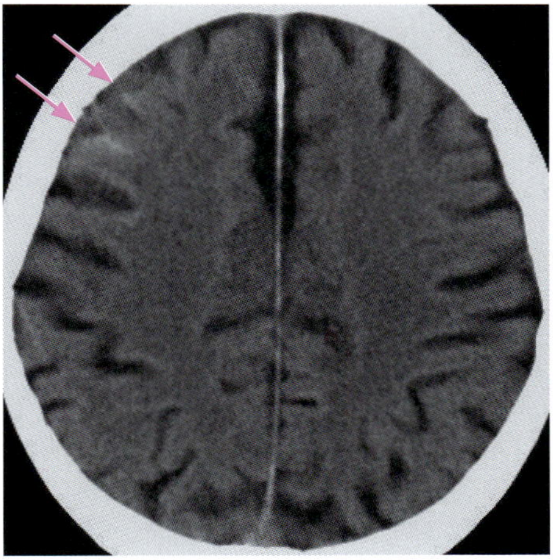

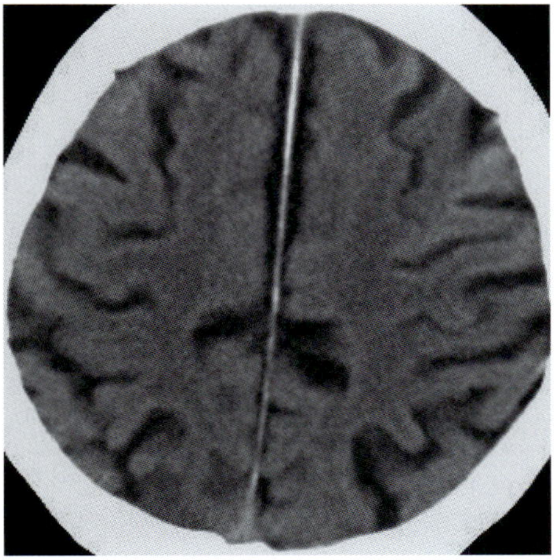

**ⓒ** FLAIR像 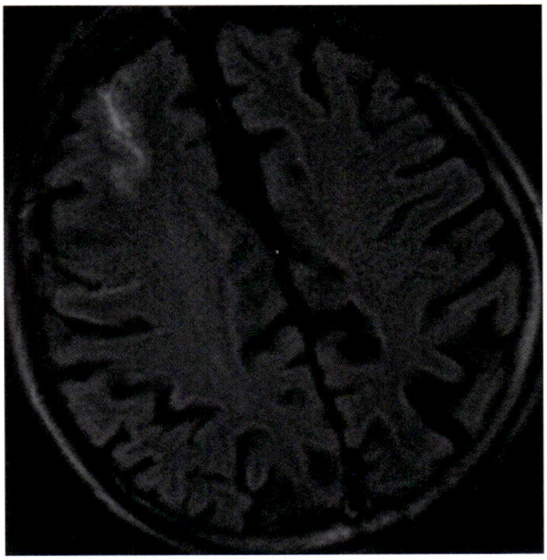　　**ⓓ** FLAIR像

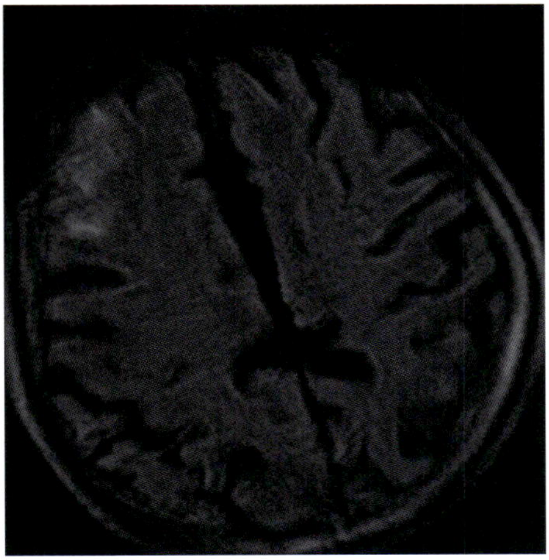

80歳代,男性。
ⓐ,ⓑ：右前頭葉の脳表にわずかな高吸収あり（→）。
ⓒ,ⓓ：同部に明瞭な高信号を認めSAHが疑われる。後日,感染性心内膜炎が判明した。

**図2 症例2**

**ⓐ** FLAIR冠状断像

**ⓑ** SWI冠状断像

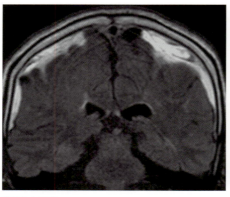
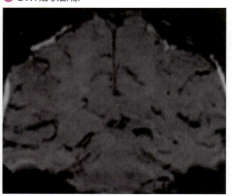

**ⓒ** FLAIR像

**ⓓ** T2*WI

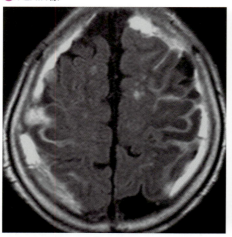
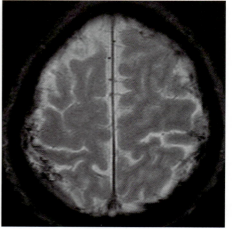

90歳代，女性。硬膜下血腫とFLAIR像のpseudo SAH。
- ⓐ：両側硬膜下血腫を認める。
- ⓑ, ⓓ：硬膜下血腫による磁化率効果（磁化率アーチファクト）を認める。
- ⓒ：脳溝にも高信号を認める。
- ⓓ：硬膜下血腫にはT2*効果を認めるが脳溝には認めず，SAHの所見ではない。髄液検査も血性ではなかった。FLAIR像（ⓒ）における脳溝の高信号はpseudo SAHと判断された。

## FLAIR sulcal hyperintensityの原因

FLAIR像において，脳表や脳溝が線状の高信号を呈する現象には以下のような原因が考えられます。

- T1緩和時間の短縮によるもの
    - ❶ くも膜下出血，感染性髄膜炎，癌性髄膜炎などではくも膜下腔に線状の高信号を認めえます。脳脊髄液中の細胞数（赤血球・白血球・腫瘍細胞）と蛋白濃度が上昇するため脳脊髄液（cerebrospinal fluid；CSF）のT1緩和時間が変化し，null pointが変わってしまうからです。設定した反転時間でCSFの縦磁化が0にならないため信号が検出されます。
    - ❷ 100%酸素吸入下では酸素分子の弱い常磁性効果（paramagnetic effect）によって，T1緩和時間短縮が起こりえます[4]。
- 脳溝の狭小化や静脈のうっ滞によるもの
- inflow効果によるアーチファクト

FLAIR像でCSFがspottyに高信号になるアーチファクトの原因として，CSF pulsationがあります。反転パルスを受けていないプロトンが，CSF pulsationによって撮像面に流入することで生じ，これをinflow効果とよびます。脳底槽，橋前槽，小脳橋角槽に生じやすいとされます。

- 位相エンコードに伴う虚像

静脈洞由来の信号が拍動に伴って位置誤認され，phase-encode方向に複数の高信号が生じてCSFや脳に重なるものです。

### 文献

1) 扇和之編, 堀田昌利, 土井 下：画像診断に絶対強くなるワンポイントレッスン 病態を見抜き，サインに気づく読影のコツ. 羊土社, 2012. p39-48.
2) 鈴木啓介, 鹿戸将史, 細矢貴亮：CT/MRIによる診断的有用性 1-1. 脳血管障害（2）くも膜下出血と脳動脈瘤の画像診断. 日獨医報 2014; 59(2): p23-31.
3) Stuckey ST, Goh TD, Hefferman T, et al：Hyperintensity in the subarachnoid space on FLAIR MRI. AJR 2007; 189: 913-21.
4) 荒木 力：決定版MRI完全解説 第2版第2刷. 学研メディカル秀潤社, 2016. p466-7.

# 2章 脳

## ● 髄膜炎と脳炎

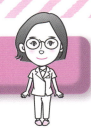

## 意識障害というブラックボックスに潜む脳疾患

　意識障害は，頭蓋内圧亢進や広範な皮質機能障害に伴って生じますが，原因として全身の多種多様な疾患が挙げられます．一刻を争う救急で全身の鑑別診断を見落としなく網羅するために，「AIUEOTIPS（アイウエオティプス）」という有名な語呂合わせがあるほどです（表1）[1]．当院で経験した脳疾患に限ってみても，ヘルペス脳炎，インフルエンザ脳症，硬膜下蓄膿，低血糖脳症，Wernicke脳症，くも膜下出血，外傷などが，Japan Coma Scale（JCS）Grade III（刺激をしても覚醒しないレベル）を呈しました．

### 「浮腫性変化」に敏感になる，そして「分布」をみる

　脳梗塞の画像診断の鍵は……"浮腫"でしたね．意識障害をきたす多くの疾患でも浮腫性変化は異常を発見するポイントになります．脳浮腫は，出血や梗塞の急性期，活動性の炎症，腫瘍や膿瘍の周囲，脳挫傷，posterior reversible encephalopathy syndrome（PRES），静脈洞血栓症，毒物，中毒など多くの疾患で認められます．（梗塞にもいろいろな病型がありますが）特定の動脈との関連性を想起させる病変分布かどうかが，脳梗塞との鑑別点の1つになります．

### 表1　意識障害の原因 AIUEOTIPS（アイウエオティプス）[1]

| | |
|---|---|
| A | Alcohol |
| I | Insulin（hypo/hyper glycemia） |
| U | Uremia |
| E | Encephalopathy, Endocrinopathy, Electrolytes |
| O | Opiate, Overdose, hypoxia, hypercapnia, carbon monoxide〈CO〉intoxication |
| T | Trauma, Temperature（hypo/hyper–thermia） |
| I | Infection（central nervous system〈CNS〉, sepsis, pulmonary） |
| P | Psychogenic |
| S | Stroke（cerebral vascular disorder〈CVD〉）, Shock, Seizure（epilepsy） |

浮腫は，血管やリンパ管から組織間に出る液体の量が回収される量を上回ると生じるわけですが，まずここで浮腫の成因をまとめましょう（表2）。ただし脳にはリンパ管は存在しませんので，リンパ性浮腫は生じませんね。また，滲出液と漏出液の成分の違いはMRIの信号強度に反映されえます。比較してみましょう（表3）。

### 表2　浮腫の機序と原因

**脳浮腫の機序**
❶ 毛細血管の透過性亢進による滲出液
❷ 毛細血管内の容積の増加，内圧の上昇（静水圧の差）による漏出液増加
❸ 毛細血管内膠質浸透圧低下による漏出液
❹ 静脈やリンパ管の障害に伴う吸収の低下

**浮腫の原因**
❶ 全身性浮腫：うっ血性心不全・肝硬変・腎障害・低蛋白血症，など
❷ 局所性浮腫：炎症・熱傷・悪性腫瘍，・梗塞・出血・静脈血栓・癌性リンパ管症，など

### 表3　滲出液と漏出液の成分比較[2]

|  | 滲出性 | 漏出性 |
|---|---|---|
| 外観 | 黄色・膿性・血性・混濁 | 淡黄色透明 |
| 比重 | 1.018以上 | 1.015以下 |
| 蛋白 | 4.0g/dL以上 | 2.5g/dL以下 |
| 細胞数 | 多い | 少ない |
| 細胞種類 | 好中球・リンパ球 | 中皮細胞・組織球 |
| フィブリン | ときに出現 | 通常みられない |
| LD（LDH） | 200U/L以上 | 200U/L以下 |

> **ビギナーズメモ**
>
> 脳は頭蓋骨で取り囲まれ，脳浮腫の逃げ場は大孔しかありません。程度が強い場合は大脳鎌や小脳テントの偏位や，脳ヘルニアとよばれる大きな歪みが生じ危険な状態になります。腫脹が軽いときには，脳溝や脳室のわずかな狭小化や変形として現れます。<u>この軽微な歪みに敏感になることが大切です。</u>
>
> 「ん，なにかあるな」と引っかける（所見をpick upする）……これがいわゆる「センス」とよばれるものです。センスを活かすためには，基準線を合わせて撮像することが大切ですが，意識障害や不穏状態では首が傾き，左右が別のレベルになることもあるので注意しましょう。

## 血液脳関門（blood-brain barrier；BBB）についての基本事項[3, 4]

細胞間密着接合帯（tight junction）は，BBBの主役です。血管内皮細胞は細胞と細胞が互いにつながっていますが，脳を除くほぼすべての血管では，水や造影剤のような小さな分子はこのjunctionを通り抜けることができます。脳の血管では内皮細胞どうしが堤防を築くように緊密に結びついており，通過にはいろいろな制限があります。さらに，内皮細胞にはさまざまなトランスポーターや受容体があり，必要な物質を脳内に取り込み不要物を血中に排泄し，脳内への物質の侵入や脳内から血中への流出を制御しています。これがBBBです（図1）。

例外として，脳室周囲器官（正中隆起・脈絡叢・下垂体・松果体・最後野など）にはBBBがありません。しかし，脈絡叢の毛細血管にはtight junctionはなくても上衣細胞にtight junctionがあるので，血中から髄液中への物質の移動は制限されています。<u>血管内に投与された造影剤によって，脳室内やくも膜下腔が造影さ</u>

### 図1 BBBの構造（正常と破綻）

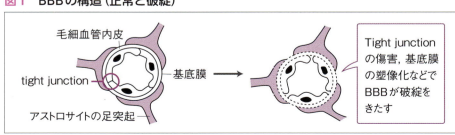

れることはありませんよね。

### 造影剤とBBB[5]

　水やアルコール，カフェイン，ニコチンなどはBBBを通過できますが，**血管内造影剤は正常では通過できません**。正常の脳組織が染まっているようにみえても，造影剤はあくまで毛細血管内です。炎症や腫瘍でみられる造影効果の増強は，血管が豊富で血流が多い，またBBBの破綻（tight junctionが緩むこと）が生じて血管透過性が亢進する，などで起こります。

#### ビギナーズメモ

**細胞外液性造影剤**

　ヨードやガドリニウム造影剤は細胞外液性造影剤とよばれ，親水性側鎖が付いています。ヒドロキシ（OH）基が多いほど水に溶けます。血管内に投与された造影剤は全身の毛細血管に行き渡り，まず血管が豊富で血流の多い部分に造影効果が現れます。さらに，造影剤は分子量が小さいため"脳のBBBを除いて"毛細血管内皮細胞間接合部を通り抜けることができ，組織の細胞と細胞の間の間質液（細胞外液）に分布して造影効果を発揮します。その後，大部分は，腎の糸球体濾過により尿中に排泄されます（肝細胞に取り込まれる肝臓専用造影剤は一部胆汁中にも排泄されます）。

　MRIの造影効果発現の仕組みはX線-CTとは異なります。X線-CTではヨード造影剤を用い，ヨード自体がX線高吸収です。分布するヨードの量に応じた増強効果を呈し，血流の多寡に依存します。MRIで信号を発生するのは造影剤自身ではなくプロトンです。ガドリニウム造影剤は常磁性造影剤で，到達した組織において**造影剤周囲にあるプロトンの緩和を促進し造影効果を発現します**。ある濃度まではT1短縮効果が優位で，高濃度ではT2短縮効果優位になりますが，通常の投与量では**主にT1緩和時間短縮効果をみています**。血管内にはプロトンは豊富にありますが，flowも影響するので信号強度は複雑になります。MRIの造影効果は血流の多寡も反映しますがそれだけではないのですね。

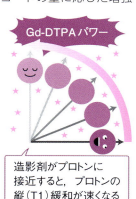

Gd-DTPAパワー

造影剤がプロトンに接近すると，プロトンの縦（T1）緩和が速くなる

## 髄膜を知らずに髄膜脳炎は読めない

### 膜にこだわる基本解剖（図2）[6-8]

髄膜炎や髄膜腫などで馴染みの深い髄膜ですが，普段は結構漠然とみています。画像診断では「みえたら異常」という正常の構造物があり，軟髄膜（くも膜と軟膜）もその1つです。髄膜は1枚の膜を示すのではなく，脳〜脊髄を包み込む3層の結合組織の総称です。表4に用語を整理しました。

図2　髄膜のシェーマ[3]

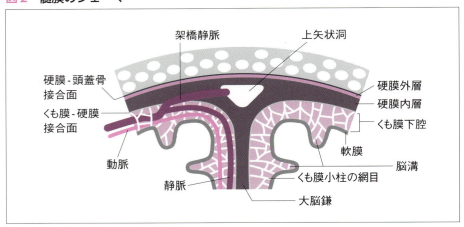

表4　髄膜とは？

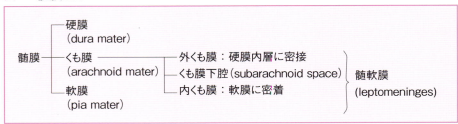

## ■ 硬膜（dura mater）

　硬膜は緻密結合組織からなる厚い膜で外層と内層があります．硬膜の外層は頭蓋骨内面の骨膜と固着し一体化しています．硬膜の外層と内層は大部分で癒着していますが，ところどころで離開して静脈洞になり架橋静脈が注ぎ込んでいます．

## ■ くも膜，軟膜（arachnoid mater，pia mater）（図2，図3，表4）

　くも膜と軟膜は粗な結合織からなる軟らかな薄い膜で，髄軟膜（leptomeninges）とよばれ，正常ではCTでもMRIでも同定できません．外くも膜は硬膜の内側に密接しているので，硬膜下腔はほとんど隙間のない潜在的な腔です．軟膜は脳に密着して脳を覆っています．くも膜下腔（subarachnoid space）は，CSFを容れる広いスペースで，外くも膜と内くも膜＋軟膜をつなぐ小柱（arachnoid trabecula）によって密な網目が形成されています．脳表の血管は，軟らかいくも膜fiberとCSFに包まれてこの中を走行しています．くも膜下腔は，軟膜とともにシルビウス裂や脳溝に入り込んでいます．また，軟膜は脳表から脳内に侵入する細い血管を包み，脳内の血管周囲腔（perivascular space）を形成しますが，内くも膜は脳内に入らず翻転します．

## 炎症に共通する画像所見と髄膜脳炎に必須のシーケンスは？
### ■ 単純のみならFLAIR像とDWIがお勧め

　髄膜病変は単純CTで指摘困難なことが多く，MRIが必要です．FLAIR像は，くも膜下出血（subarachnoid hemorrhage；SAH）のみならず髄膜炎や腫瘍の播種に高い感度を示します（表5）．脳炎の急性期には血管性浮腫によるプロトン密度の増加に伴って，CTでは低吸収，T1WIでは低信号になるはずですが，浮腫が軽い場合は不明瞭です．T2WIやFLAIR像では信号強度が上昇し，わずかな腫脹を感じる部分に「白」が乗ってくるので指摘がしやすくなります．T2WIは脳脊髄液の高信号が邪魔になるため，T2延長病変のコントラストはFLAIR像のほうが高くなります．また，炎症の活動期には細胞性浮腫も生じ，水分子の拡散低下によりDWIで高信号を呈します．脳炎・膿性滲出物・脳室炎・脳症・腫瘍などを目ざとくみつけることができます．これらの高信号域の境界は比較的不明瞭なことが多いのが，一般的な炎症の特徴です．

**表5 単純FLAIRで脳溝が高信号 (FLAIR sulcal hyperintensity) を呈する病態**

❶ くも膜下出血
❷ 髄膜炎による滲出液（特に細菌性や結核性の濃厚な滲出物）
❸ 脳溝の狭小化
❹ 静脈のうっ滞
❺ 腫瘍の播種（癌性髄膜炎）

> もう少し知りたい人に

**髄膜脳炎では，単純FLAIR像で脳脊髄液が高信号を呈しうるのはなぜか？**

炎症や腫瘍によって軟膜〜くも膜下腔に細胞浸潤や蛋白成分の多い滲出液が生じると（表3），CSFのT1緩和時間は正常よりやや短縮します。反転パルスをかけた後に縦磁化が0になる時間（null point）が短くなるので，信号を検出しうるようになります。また，脳浮腫に伴う静脈還流障害による軟膜静脈のうっ血によっても，信号上昇をきたしえます。

**造影するなら造影T1WIや造影FLAIR像**

一般的には，脳内や全身の造影効果は造影T1WIで評価します。
外側骨膜性硬膜は血管に富み，また，硬膜の血管は外頸動静脈の分枝でBBBを有さないため，正常の硬膜は造影効果を示します。MRIでよくみてみると，正常硬膜には薄く滑らかで，弱く不連続な造影効果がみられます。肥厚した硬膜や硬膜結節の造影効果は病的と考えられます。
これに対して正常の軟髄膜（軟膜とくも膜）は，CTやMRIにおいて造影効果を示しません。炎症や腫瘍で髄軟膜のBBBが破綻すると造影増強効果が認められます。軟髄膜病変疑いの場合は，しばしば造影FLAIR像も用いられます。造影T1WIでは脳溝内の小血管が造影されるため，髄軟膜の造影効果と区別しにくい場合があります。また，血管内のGd造影剤は高濃度なのでT2短縮効果も現します。T2緩和時間が長いと高信号になるFLAIR像では，血管内に造影効果がみられず邪魔になりません。BBBの破綻で軟膜〜くも膜下腔に分布するGd造影剤は低濃度なので，T1短縮効果が主体となり信号が得られます。こうして，軟膜やくも膜下腔については造影FLAIR像のほうが評価しやすいとも考えられています。

## 図3 髄膜の異常造影パターン

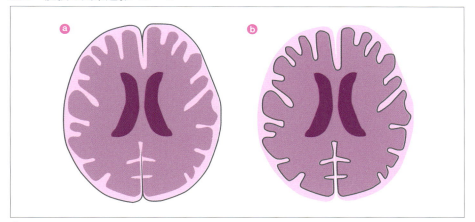

ⓐ：dura-arachnoid pattern（DA型）。
ⓑ：pia-subarachnoid pattern（PS型）。

### 髄膜の病的な造影パターン（図3）[7,8]

　髄膜はさまざまな疾患で造影増強効果を示し，異常造影パターンは2つに分類されています。Dura-arachnoid pattern（DA型）は硬膜炎（pachymeningitis）などでみられ，pia-subarachnoid pattern（PS型）は軟髄膜炎（leptomeningitis）などで認められます。それぞれにびまん性と限局性があります。病変の主座が硬膜〜外くも膜なのか，くも膜下腔〜軟膜なのかを知ることができ，原因をある程度振り分ける目安になります。例えば，癌性髄膜炎，神経サルコイドーシスなどはPS型が多く，低髄液圧症候群，肥厚性硬膜炎などはDA型が多く，感染性髄膜炎はいずれもある，などです。両方が混在することもあります。

### MRIでは病変の性状や分布から鑑別診断を考える[9〜13]

　髄膜炎と脳炎は切り離すことはできず，ときに副鼻腔炎や中耳炎などとも関連しています。構造上の密着や血管，血管周囲腔，神経などを介した侵入進展経路も意識してみましょう。また，病原体の脳内への侵入を証明できない場合には脳症とよばれます。可能な限りの検索をしても原因を特定できなかった例も少なくありませんが，診断の確定した症例を呈示します。

### 図4 単純CTでセンスを磨く問題

**ⓐ 症例1**

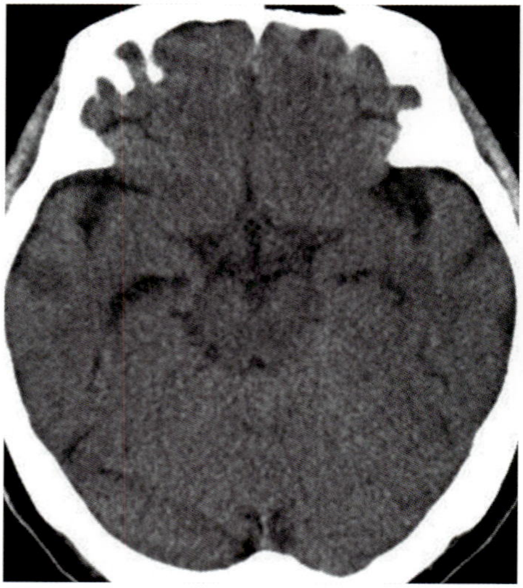

**ⓑ 症例2**

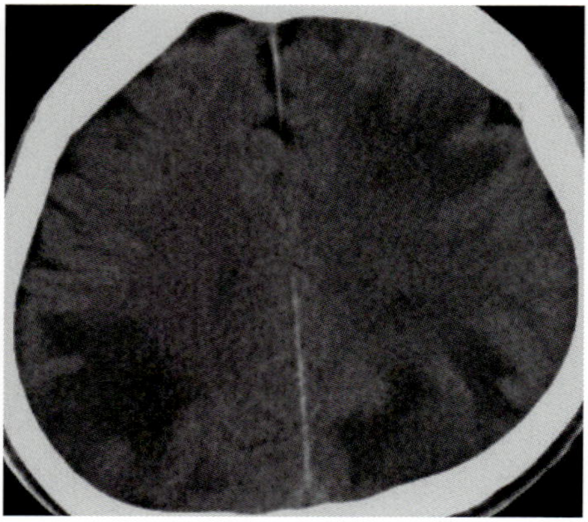

**ⓒ 症例3**

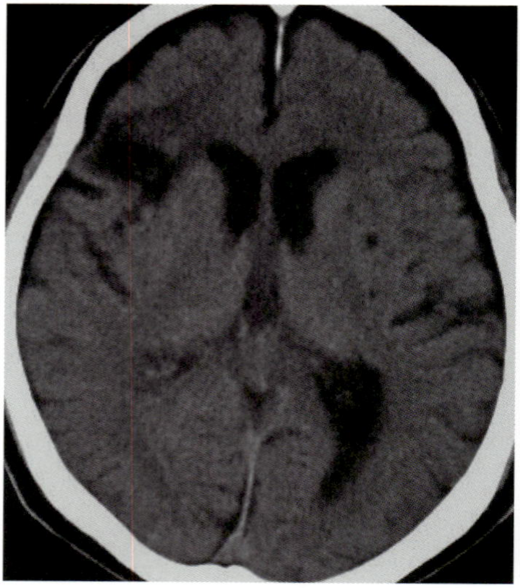

**ⓓ 症例9**

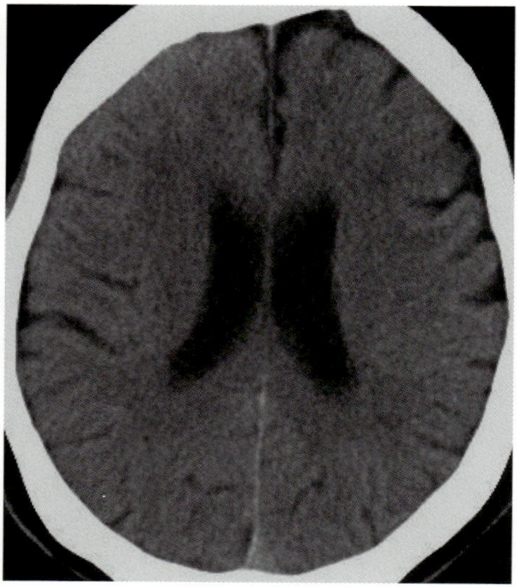

救急単純CTでは軽微な異常所見もpick upできるかが重要となる。
- ⓐ：症例1の異常はどこか？
- ⓑ：症例2の異常はどこか？
- ⓒ：症例3の異常はどこか？
- ⓓ：症例9の異常はどこか？

（精査後の診断：ⓐ細菌性髄膜炎・硬膜下蓄膿，ⓑ脳膿瘍，ⓒ細菌性脳室炎，ⓓ肥厚性硬膜炎）

## 症例をみてみよう

### まずは単純CTでセンスを磨く（図4）

　今あなたは"MRIを保有していない病院に勤務している"もしくは"時間外のためすぐにMRIを撮れない状況である"と想定してみてください．図4の4症例 a 〜 d の頭部単純CTをみて「オヤッ」と気になる部分があるでしょうか？　救急単純CTでは，チョットした異常をとにかくpick upできることが大切です．単純CTのみでは鑑別診断は困難なので，あやしいところを指摘できればOKです．1例数分程度で判断してMRIに進みましょう．

## 細菌感染

### 細菌性髄膜炎（化膿性髄膜炎）

　病原菌として肺炎球菌，ブドウ球菌，インフルエンザ菌などが多いそうです．頭蓋内への菌の侵入経路を表6に示しましたが，脳神経や血管は頭蓋底の硬膜を貫いて頭蓋骨の孔から外に通じ，しばしば炎症や腫瘍が進展する経路になります．また，髄膜炎の合併症（二次的変化）として，血管周囲の炎症，局所性脳炎，脳室炎，水頭症，血管攣縮による動脈性静脈性梗塞，硬膜下水腫などが挙げられます．細菌性の場合は硬膜下蓄膿，脳膿瘍などを生じることもあります．

#### ■ 画像所見として

　細菌性髄膜炎のほうが無菌性髄膜炎よりも，MRIで異常所見が現れやすい傾向があります．細菌性髄膜炎では，単純FLAIR像で脳表に沿った高信号を認めることがあり，造影T1WI，造影FLAIR像では硬膜の造影増強効果や髄軟膜の造影効果を認めます．

表6　菌の侵入経路

❶ 肺・皮膚・消化管などの感染巣からの血行性感染
❷ 中耳炎・側頭骨炎・副鼻腔炎など，頭蓋に近い化膿性病巣からの直接的な炎症波及
❸ 頭蓋骨骨折に伴う直接感染

### 硬膜下蓄膿（膿瘍）（図5）

頭蓋に近い化膿性中耳炎・副鼻腔炎に起因することが多い疾患です。細菌性髄膜炎から硬膜下蓄膿が生じることもあります。

#### 図5 症例1（問題図4 ⓐ）

ⓐ 単純CT

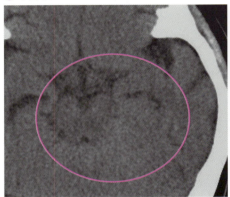

ⓑ FLAIR像

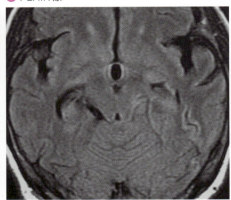

ⓒ DWI

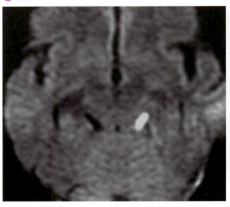

ⓓ 造影T1WI冠状断像

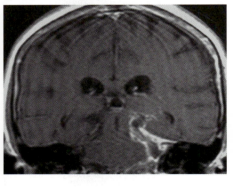

60歳代，女性。左側頭部痛が持続。2カ月後全身脱力，受け答え不能となった，JCS200。細菌性（化膿性）髄膜炎と硬膜下蓄膿と診断された。鼓膜切開で膿を排泄，血液培養でレンサ球菌が検出された。
ⓐ：脳幹部左側の輪郭不明瞭（○），槽の濃度上昇，左側脳室下角狭小化を認める。
ⓑ：左迂回槽〜四丘体槽の信号上昇を認める。
ⓒ：左迂回槽の著明な高信号は膿汁を示している。
ⓓ：硬膜下蓄膿あり。硬膜，髄軟膜の肥厚と造影効果の増強が著明である。

## 図6 症例2（問題図4 ⓑ）

ⓐ 単純CT

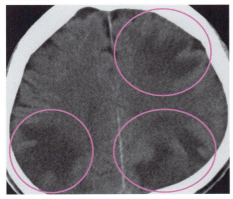

ⓑ T2WI

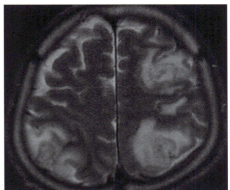

ⓒ DWI

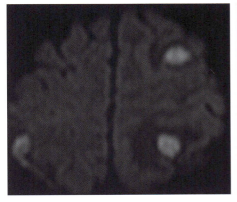

ⓓ T1WI

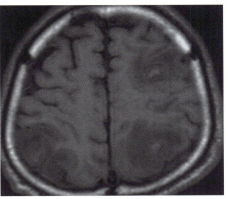

ⓔ 造影T1WI冠状断像

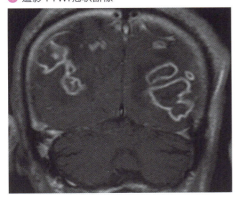

50歳代，男性。2型糖尿病。視野視力障害，上下肢不全麻痺，白血球数（WBC）およびCRP高値，随時血糖800台（mg/dL）。脳膿瘍と診断された。

ⓐ：局所の白質の浮腫が多発（○）。
ⓑ：浮腫の中心になにかがある。
ⓒ：中心の高信号域は膿汁を示す。
ⓓ：周囲の浮腫は低信号。中心の軽度高信号は膿汁によるT1短縮を示す。
ⓔ：膿瘍の被膜は厚く著明な造影増強効果を示す。

■ **画像所見として**

CTでは膿汁と脳実質のCT値が近くコントラストは不良です。左右差や軽微なmass effectに気が付くことが診断への第一歩となります。MRIでは，**FLAIR像・T2WI・T1WIなどで硬膜下に凸レンズ型の液体貯留を認識できます**。硬膜下に貯留した膿汁はDWIで著明な高信号を呈し，造影T1WIでは，膿瘍辺縁を覆う肥厚した硬膜と厚い被膜に強い造影効果を認めます。これらは，診断の有力な情報になります。

## 脳膿瘍（図6）

脳の化膿性感染巣辺縁部に被膜が形成されたものです。脳膿瘍の感染経路としては，
❶ 細菌性髄膜炎から静脈炎を経て逆行性に侵入する
❷ 血管周囲腔を介して侵入する
　脳表を覆う軟膜は血管に沿って脳内に入り，血管周囲腔の血管軟膜周囲鞘になる。感染性髄膜炎から脳内への炎症の経路になる。
❸ 敗血症，菌血症では血液とともに侵入する
などが挙げられます。

■ **画像所見として**

**DWIで膿瘍内は著明な高信号を示します**。FLAIR像，T2WIでは膿瘍内は高水分含量を反映し高信号となります。膿瘍周囲の炎症性浮腫は白質に沿って広がる腫瘍周囲浮腫に類似し，しばしばmass effectを伴います。造影T1WIでは辺縁部の被膜にリング状の造影効果を認め，これも転移性脳腫瘍や膠芽腫に類似することがあります。

■ **膿瘍がDWIで著明な高信号になるのはなぜでしょう？**（図7）

膿汁は，浸潤した多核白血球（好中球）などの炎症細胞・壊死物質・フィブリノゲン・細菌などの病原体を含む，高蛋白で粘稠度の高い液体です。水分子の自由な運動は制限され拡散しにくく，ADCは低下します。このため漿液性や粘液性などと比べて，拡散低下が強調されるDWIでは著明な高信号になります。

■ **膿瘍辺縁部がリング状の造影効果を示すのはなぜでしょう？**

膿瘍周囲にも炎症による血管拡張とBBBの破綻，好中球・線維素・マクロファージの浸潤が起こり，次第に血管に富む結合組織が増生し，線維化の強い厚い被膜が

図7 膿瘍がDWIで著明な高信号になる理由

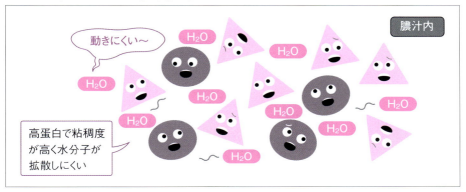

形成されます。このため被膜の造影効果は増強し，周囲の脳実質にも血管性浮腫によるT2の延長をきたします。硬膜下蓄膿では，硬膜に強い炎症による同様の変化が生じます。膿瘍の病理組織がMRIに反映されているのが納得できますね。

### 化膿性脳室炎（pyogenic ventriculitis）（図8）

化膿性脳室炎の感染経路としては，
- 細菌性髄膜炎から侵入した菌が脳室上衣に感染する
- 脳膿瘍が脳室内に破れて感染が波及する
- VPシャントや脳室ドレナージ術後
- 他部位の感染巣から脈絡叢への血行性感染

などが挙げられます。まれな疾患ですが重篤で予後不良例も多いことから早期診断が重要です。腰椎穿刺による髄液所見に乏しいこともあり，画像所見が大切になります。

■ 画像所見として

MRIではT2WIやFLAIR像で脳室に沿った高信号を認めます。造影効果は増強します。

## 図8 症例3（問題図4 ⓒ）

ⓐ 単純CT

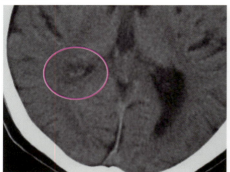

ⓒ DWI

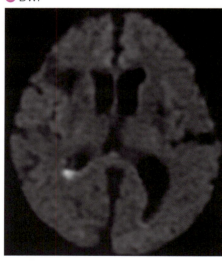

ⓑ FLAIR像

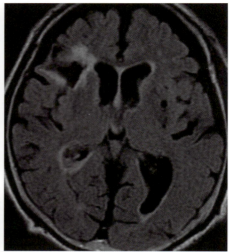

70歳代，男性。アルコール性肝硬変，膵炎，肝膿瘍の既往あり，10日前から39℃台の発熱と頭痛があり，嘔気，嘔吐，食欲不振，ふらふらするなどで臥床状態，意識障害となる。来院時38.5℃，JCS3。髄液検査では初圧12.2cmH$_2$O，細胞数（2912/3，多核球2656/3），蛋白455.4mg/dL，糖13mg/dL。細菌性脳室炎と診断された。

ⓐ：右側脳室後角が対側より狭く，輪郭の不明瞭化を認める（〇）。
ⓑ：右側脳室後角〜下角の脳室縁と内部背側は高信号を呈する。
ⓒ：脳室内に著明な高信号があり，debrisと考えられる。
ⓑ，ⓒの右前頭葉の著明な低信号は古い梗塞である。

### 図8 つづき

**d** 造影T1WI水平断像

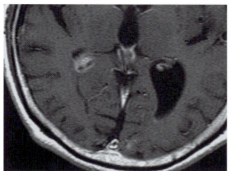

**e** 造影T1WI水平断像

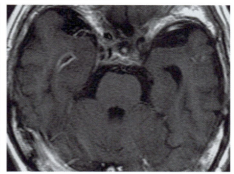

**f** 造影T1WI冠状断像

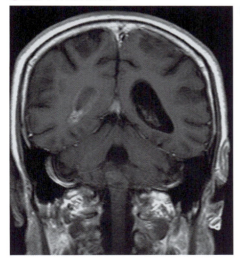

**d〜f**：右側脳室三角部〜下角の脳室縁に造影増強効果を認める。脳室炎を示す。

## 図9 症例4

**ⓐ** FLAIR像

**ⓑ** FLAIR像

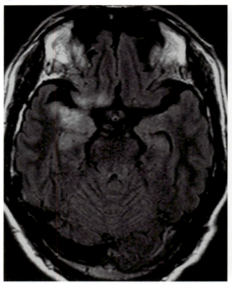
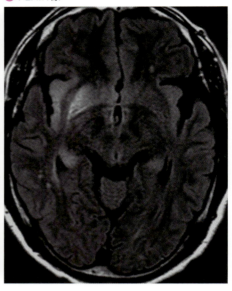

**ⓒ** DWI

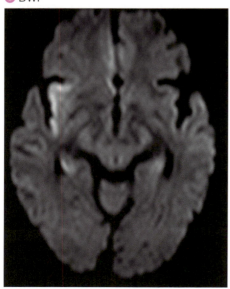

60歳代，男性。感冒様症状の後，39℃の発熱，嘔気・嘔吐，まぶた・左下肢・全身の痙攣。BP98/59mmHg，体温38.1℃，JCS1，軽度の左片麻痺。単純ヘルペス脳炎と診断された。

ⓐ, ⓑ：右側頭葉内側，前頭葉底面，島皮質，帯状回に高信号域を認める。
ⓒ：病変部は高信号を呈する。

106

# ウイルス感染

## 単純ヘルペス脳炎（herpes simplex encephalitis；HSE）（図9）

　単純ヘルペス脳炎は，あらゆる年齢層において通年性に発症する頻度の高いウイルス性脳炎です．新生児は血行性にウイルスが脳内に移行して全脳炎になり，年長児から成人では三叉神経節に潜在していたウイルスが再活性化し三叉神経（trigeminal nerve，第Ⅴ脳神経）を介して求心的に脳に到達すると考えられています．

### ■ 基本解剖：三叉神経節はどこにあるの？[14]

　側頭葉内側のMeckel腔内にあります．下垂体や三叉神経節などは硬膜の袋で被包化されています．側頭骨岩様部前面の三叉神経痕にはMeckel腔という硬膜の袋があり，ここに三叉神経節があります（図10）．三叉神経は橋と中小脳脚の移行部

### 図10　Meckel腔と三叉神経

ⓐ T2WI冠状断像

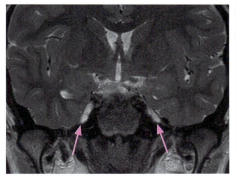

ⓑ T2WI水平断像

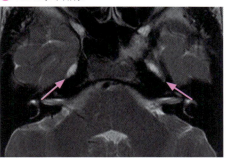

ⓒ T2WI水平断像

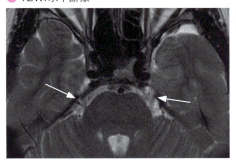

ⓐ：→はMeckel腔．
ⓑ，ⓒ：⇢は三叉神経．

から出て前方に向かい，Meckel腔内で三叉神経節を作り，ここでV1，V2，V3に分かれます。

■ 画像所見として

単純ヘルペスウイルス (herpes simplex virus；HSV) は，側頭葉をはじめ大脳辺縁系にウイルスが到達して炎症を起こしやすく，好発部位は特徴的な病変分布を示します。すなわち，**前頭葉底面・側頭葉内側（鉤～扁桃体～海馬），島皮質，視床・帯状回・角回などに高信号を認めた場合，第一に疑う疾患**です。特に側頭葉内側病変は80～90％以上に認められるといわれます。通常は片側性が多いものの，両側性の場合もあります。HSEは特に早期治療開始が重要で，**早期に病変を描出する可能性があるDWIは必須**です。やや遅れてFLAIR像やT2WIでT2緩和時間の延長による高信号を呈します。ヘルペス脳炎では病変内に出血することもあります。HSE以外にも辺縁系脳炎の形をとることがあり，非ヘルペス性辺縁系脳炎とよばれますが，画像のみでの鑑別は困難です。

なお，中枢神経系の感染症の多くは髄膜脳炎の形をとることが多いため，確定診断は，ポリメラーゼ連鎖反応 (polymerase chain reaction；PCR) 法で髄液中HSVのDNAを検出することですが，初回検査で陽性にならないこともあります。陽性結果を待たずに治療開始してよいとされています[15]。

### 帯状疱疹性脳炎 (herpes zoster encephalitis)（図11）

主に小児期に罹患した水痘ウイルス (varicella-zoster virus) が三叉神経節や脊髄後根神経節内に潜伏し，再活性化されると知覚神経の走行に沿って疼痛を伴う水疱を形成します。免疫低下状態では皮膚症状が先行したのち脳脊髄炎や血管炎を生じ，血管炎などによる梗塞や出血を伴いやすくなります。

■ 画像所見として

MRIではT2WI，FLAIR像で皮質―皮質下白質境界にみられる高信号の病変を認めることがあり，これは**帯状疱疹に特異的**といわれています。脳幹脳炎，出血，梗塞を伴うことがあります。出血するとCTでは高吸収になりますが，CT値は経時的に下がるため微小出血の指摘可能期間は短くなります。これに対しMRIは血液崩壊産物の磁化率効果が残存し，特にT2*WIで過去の出血の痕跡も確認できるため，脳炎に伴う微小出血も指摘しやすくなります。

### 図11 症例5

**ⓐ** FLAIR像

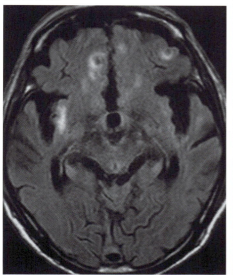

**ⓑ** T2*WI

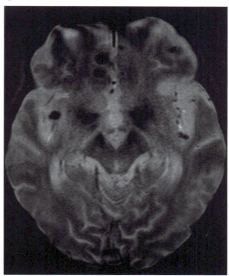

**ⓒ** T2*WI

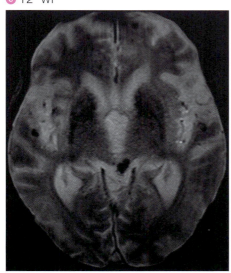

80歳代,男性。倒れていたところを発見,意識が戻らない,全身に水疱あり,髄液水痘ヘルペスPCR陽性。帯状疱疹ウイルスによる脳炎と診断された。
ⓐ：低信号の結節が多発し周囲に軽度の浮腫による高信号域を伴っている。
ⓑ,ⓒ：結節は著明な低信号を示す。微小出血に伴うT2*効果である。

### 図12 症例6

**ⓐ** FLAIR像 来院時

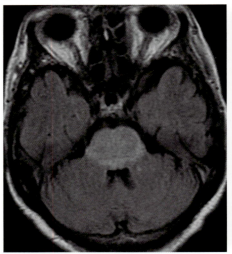

**ⓑ** FLAIR像 来院時

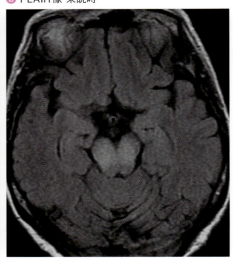

**ⓒ** 単純CT 第7病日

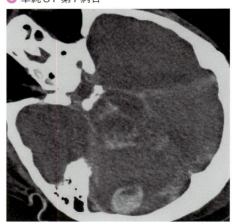

60歳代，女性。2日前から頭痛，前日は全身倦怠感，発熱あり。意識消失状態で発見された。BP93/45mmHg，HR123，体温40℃，JCS300。鼻腔インフルエンザA型陽性であり，第7病日に死亡。病理組織で急性壊死性脳症（脳幹・小脳の高度融解壊死・大脳の軟化あり。炎症細胞の浸潤はなし）を認め，インフルエンザ脳症と診断された。

ⓐ，ⓑ：橋〜中脳はびまん性の高信号を示す。
ⓒ：小脳・脳幹・くも膜下腔に出血による高吸収を認める。脳浮腫によるびまん性の腫大と濃度低下を認め，脳溝は消失している。

## インフルエンザ脳症（influenza-related encephalopathy）（図12）

　インフルエンザの罹患から脳症発症までは1日以内で非常に短く，急性の意識障害・痙攣・異常行動・異常言動で発症します。**インフルエンザ脳症では中枢神経内にウイルスの増殖を認めません**。ウイルスが脳に侵入し起こるのではなく，自分の

免疫が脳の組織を破壊することで生じるといわれています。重症例では、急性壊死性脳症、Reye症候群、出血性ショック脳症症候群 (hemorrhagic shock and encephalopathy syndrome；HSES) などがみられます。

### ■ 画像所見として

T2WI，FLAIR像で病変部は高信号になりますが，分布はさまざまです。重症例では、大脳皮質～皮質下白質のびまん性浮腫や壊死、脳幹・基底核・視床・小脳白質の壊死や浮腫を反映して、DWIやT2WIで高信号を示します。

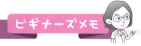

**脳炎と脳症の違い**

中枢神経系への病原体の侵入がなく炎症細胞の浸潤がない場合を脳症とよびます。感染，中毒，代謝性疾患，高血圧，肝不全などさまざまな原因で起こります。

## そのほかの病原体による感染

### 結核性髄膜炎 (tuberculous meningitis)，脳結核腫 (cerebral tuberculoma)（図13）

中枢神経のmycobacterium tuberculosis感染は、肺結核を伴うことも伴わないこともあります。微熱、倦怠感、食欲不振、頭痛どの非特異的症状が亜急性〜慢性に経過することが多いものの、急性に発症して脳神経麻痺、痙攣、意識障害に至ることもあります。

### ■ 画像所見として

❶ 中枢神経結核は特に脳底槽の髄膜炎が生じやすく、浸出性肉芽腫性病変をきたす。髄膜の造影増強効果は強いことが多く、脳底部を中心に広範囲に及ぶ。

❷ 脳実質内に造影効果を伴う多発小結節（結核腫）が出現する。乾酪壊死をきたすと内部はT1WIで低、T2WIで高信号となり、辺縁部にring状の造影効果 (peripheral rim enhancement) が認められる。活動性の病変では周囲に浮腫を伴うが、細菌性膿瘍に比して軽いことが多い。

## 図13 症例7

**ⓐ** FLAIR像

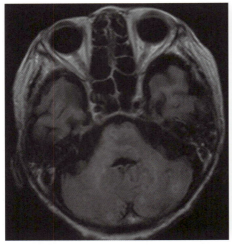

**ⓑ** 造影T1WI

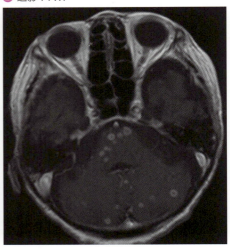

**ⓒ** 造影T1WI

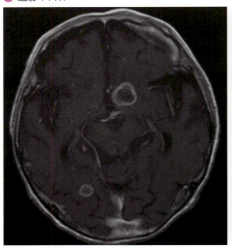

**ⓓ** 造影T1WI

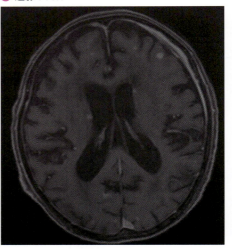

90歳代，女性。1年前から寝たきり，3カ月前より37〜38℃の発熱あり，JCS3。結核腫，結核性髄膜炎と診断され，抗結核薬が奏効した。画像は独立行政法人国立病院機構盛岡病院　小原智子先生のご厚意による。

ⓐ：脳幹部・小脳に境界不明瞭な高信号域が多発している。
ⓑ〜ⓓ：大脳半球・小脳半球・脳幹部に造影効果を示す結節が多発し，一部リング状である。左大脳半球周囲にびまん性DA型の造影効果を認める。

### 図14 症例8

**ⓐ** DWI水平断像　　**ⓑ** DWI水平断像

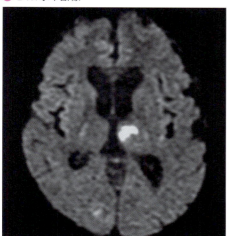 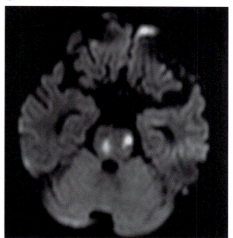

60歳代，男性。微熱，頭痛発症から20日後に来院，JCS1，MRIでは明瞭な所見はなかった。来院時から髄液クリプトコッカス抗原陽性であり，クリプトコッカス髄膜炎と診断された。ⓐ〜ⓓは1カ月後，ⓔは2カ月後のMRIである。
ⓐ, ⓑ：視床，橋，大脳基底核などの穿通枝領域と皮質下白質に高信号域が多発していた。

❸ 二次的変化として水頭症になったり，髄膜炎から動脈炎になり梗塞を生じうる。
などがあります。

## クリプトコッカス症（cryptococcosis）（図14）

　中枢神経の真菌感染症のなかでは頻度が高く，鳥の糞に存在する病原体の吸入による経気道感染から血行性に髄腔に到達します。先行する呼吸器感染は不顕性のことが多いそうです。クリプトコッカス髄膜炎は亜急性から慢性に経過しますが，髄膜の造影増強効果は不明瞭なことも少なくありません。菌体が髄液から血管周囲腔に沿って脳内に侵入するために生じる穿通枝領域の病変は，本症に特徴的とされます。

### ■ 画像所見として

❶ 髄軟膜に沿った造影増強効果
❷ 血管周囲腔に病変を生じる
　・穿通枝領域に，菌が産生したゼラチン様粘液や菌体，炎症細胞の浸潤からなる

### 図14 つづき
**ⓒ 造影T1WI水平断像**

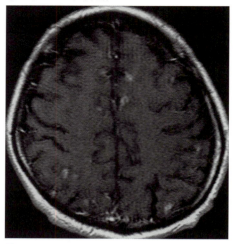

ⓒ：髄軟膜に沿って結節状，短い線状の造影効果が多発している。
ⓓ：脚間槽，四丘体槽，迂回槽，Galen静脈槽，小脳虫部などに沿って著明な造影増強効果を認める。
ⓔ：Galen静脈槽や側脳室下角内に，多房性嚢胞性病変を認める。

**ⓓ 造影T1WI矢状断像**

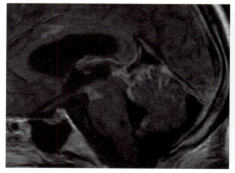

**ⓔ 造影T1WI水平断像 発症2カ月後**

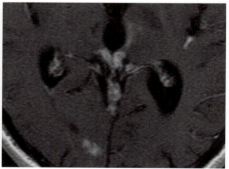

嚢胞性病変（gelatinous pseudocyst）が形成される。大脳基底核，視床，脳幹などに好発し，周囲には浮腫を伴わない。
- 進行すると肉芽腫性病変を生じ，結節状またはring状に造影される小結節（cryptococcoma）が多発する。

❸ 脈絡叢，くも膜下腔近傍にも造影結節や嚢胞性病変を形成し，多房性で石鹸の泡状（soap bubble appearance）を呈することもある

などが挙げられます。

## そのほか

### 非ヘルペス性辺縁系脳炎（non-herpetic acute limbic encephalitis）

辺縁系は内側面と下面に閉じ込められた深部の構造の総称です。扁桃体，海馬，視床下部，視床，乳頭体などの脳の中心に近い部分に加えて，脳梁の辺縁に位置する帯状回〜海馬傍回を主とします。辺縁系は単純ヘルペス脳炎の好発部位ですが，ほかに感染症や腫瘍，自己免疫疾患に関連して病変を生じることがあります。

---

**ビギナーズメモ**

**脳槽とは？　血管周囲腔とは？**

くも膜下腔のところどころに局所的に広い部分があり，脳槽（subarachnoid cistern）とよばれます。脳底槽はWillis動脈輪の動脈瘤破裂の際に血液が広がる場所ですが，軟髄膜の感染症でもチェックすべきポイントです。中枢神経結核の初期には脳底槽の髄膜炎をきたしやすいといわれますし，呈示症例の多くに脳槽の炎症所見が認められています。

脳の主幹動脈や太い静脈はくも膜下腔を走行し，脳内には細い分枝が侵入します。この細い血管を包む構造が血管周囲腔（Virchow-Robin腔）です。通常はCT，MRIで同定できませんが，血管周囲が萎縮し腔が拡張して組織液が溜まるとT2WIやFLAIR像で小円形高信号域として認められるようになります。これは拡張血管周囲腔（état criblé）とよばれ，若い人でも生理的に認める場合もありますが加齢とともに増加します。通常は3〜5mm未満ですが，ときにラクナ梗塞との鑑別を要します。脳表面を覆う軟膜は血管周囲腔の鞘となって入り込んでいるため，脳内への感染経路になりえます。

---

### 肥厚性硬膜炎（hypertrophic pachymeningitis）（図15）

頭蓋や脊椎における硬膜を主座とする慢性炎症の結果，硬膜が著明に肥厚したものです。病理組織では，硬膜の線維化と非特異的リンパ球や組織球を主とする炎症細胞の浸潤がみられます。原因を特定できない特発性と続発性に分類され，続発性の原因として自己免疫疾患や血管炎，感染症，悪性腫瘍などの報告があります。最も多い症状は頭痛ですが，部位に応じてうっ血乳頭，脳神経麻痺，小脳失調，対麻痺などの症状を呈しえます。

### 図15 症例9（問題図4 ⓓと同症例）

ⓐ 単純CT

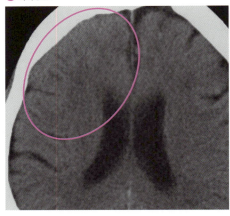

ⓑ FLAIR像

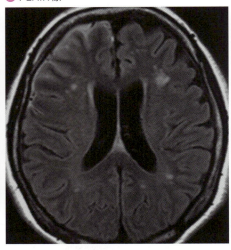

ⓒ 造影T1WI水平断像

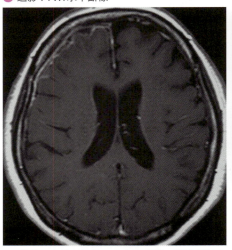

ⓓ 造影T1WI冠状断像

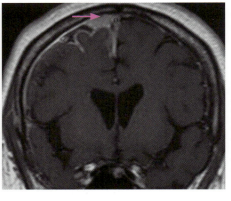

60歳代，女性。数分の全身性痙攣，頭痛嘔気あり，発熱なし，JCS2，血沈上昇，抗核抗体陽性。感染症や腫瘍は否定され，ステロイド療法が奏効した。自己免疫性肥厚性硬膜炎と診断された。

ⓐ：右前頭葉の脳溝が不明瞭化している（◯）。
ⓑ：右前頭部のくも膜下腔に高信号を認める。
ⓒ，ⓓ：硬膜，軟膜の肥厚と造影増強効果を認める。びまん性DA型と限局性PS型が併存し，硬膜には結節状の肥厚もある（→）。

■ 画像所見として

硬膜が2〜10mm程に肥厚しDA型の造影増強効果を示します。側頭葉下面を取り囲むように認められる肥厚所見は，<u>冠状断像で「turn the corner」</u>とよばれます。PS型の造影効果が併存することもあります。

## ビギナーさんへのクイズ

最後に画像診断のビギナーさんに1つクイズがあります。これ（図16）はなんでしょう？
「え？ ええ？ なに！ なに！」というリアクションが欲しい場面ですね（笑）。

### 図16 これはなんでしょう？
ⓐ T2WI　　　　　　　　　　　　　ⓑ 単純CT（骨条件表示）

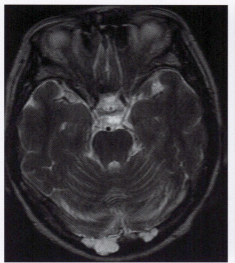
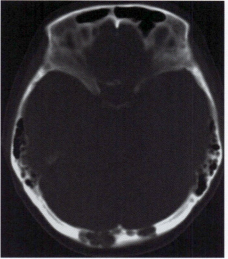

### くも膜顆粒（arachnoid granulation）（図16）

くも膜が形成する憩室で，内容物はCSFです。後頭蓋窩の静脈洞近くに多いものの，いろいろなところに生じます。頭蓋骨内板は陥没していますので，<u>溶骨性腫瘍</u>と勘違いしないようにしましょう。

## 文献

1) 井上賀元編：多臓器系統の鑑別を要する症候 意識障害．当直医マニュアル，医歯薬出版，2017. p160-3.
2) 日本臨床衛生検査技師会監修：体腔液検査．JAMT技術教本シリーズ 一般検査技術教本，丸善出版，2018. p144.
3) John T. Hansen, Bruce M. Koeppen：神経系と感覚器．ネッター解剖生理学アトラス，南江堂，2016. p14.
4) 児玉南海雄：血液脳関門と脳浮腫．標準脳神経外科学．医学書院，2017. p151-5.
5) Hans H. Schild 原著，西江昭弘 日本語監修：Everything about Contrast Media 造影剤これだけは知っておこう．ライフサイエンス出版，2011. p28-33.
6) Frank H. Netter：ネッター解剖学アトラス，南江堂，2015.
7) 高橋昭喜：髄膜・脳室系．脳MRI 1 正常解剖．秀潤社，2001. p74-83.
8) 海地陽子，掛田伸吾，福本 航，ほか：軟膜に関連した病変．画像診断 2015; 35(5)：p539-49.
9) 藤川 章，土屋一洋：髄膜の炎症疾患．臨床画像 2011; 27: p1192-1202.
10) 中嶋秀人：髄膜炎の診療マネージメント：画像所見を中心に．神経診療 2016; 33(2): p150-4.
11) 大場 洋，徳丸阿耶：細菌性感染症．日獨医報第 2002; 47(3): p261-9.
12) 下野太郎，足利竜一朗：ウイルス性感染症．日獨医報第 2002; 47(3): p270-84.
13) 蓮尾金博，高橋直幹ほか：結核，真菌，寄生虫．日獨医報第 2002; 47(3): p285-97.
14) 森 懇：中枢神経感染症．脳・脊髄の連想画像診断 画像に見えないものを診る，メジカルビュー社，2013. p60-5.
15) 前田忠行，土谷一洋：炎症・感染症と類縁疾患．ちょっとハイレベルな頭部疾患のMRI診断．秀潤社，2008. p208-67.
16) 高橋昭喜：脳幹・脳神経．脳MRI 1 正常解剖．秀潤社，2001. p138-140.
17) 日本神経感染症学会，日本神経学会，日本神経治療学会（監修）：単純ヘルペス脳炎診療ガイドライン 2017.

## こんな患者さんが来たら？　NEXT

| | |
|---|---|
| 意識障害 | 頭痛，頭重感 |
| 構音障害 | 嘔気，嘔吐 |
| 片麻痺，脱力感 | 痙攣，てんかん |
| めまい | 視力視野障害 |
| 感覚障害 | ふらふらする 転びやすい |

- 頭がもやもやする，疲れやすい
- 眠気がある，意識が遠のく
- もの忘れ，数字が読めない
- 字が書けない
- 道を間違う
- 会話がかみ合わない
- いつもと様子が違う
- ぼーっとしている

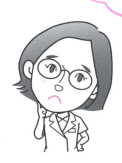

# 2章 脳

## ●脳腫瘍

### 脳腫瘍が救急で発見されることもある

　腫瘍はもちろん突然に生じた病変ではありませんが，急性に発症して，救急外来で脳卒中疑いとして撮った画像で発見されることがあります．受診動機としては，
❶腫瘍が大きくなる，脳浮腫が増強する，水頭症が生じることによる頭痛，悪心・嘔吐，うっ血乳頭などの脳圧亢進症状
❷腫瘍による脳の破壊や圧迫で生じる神経脱落症状や刺激症状としての痙攣
などがあります．脳腫瘍は，脳実質内から発生したものと脳実質外由来のものに分けられますが，いずれも上記症状を呈しえます．

### 単純CTでわかること

　救急単純CTでは，まず**既存構造の歪み**（大脳鎌，小脳テントの偏位や脳室，脳槽，脳溝の狭小化）**や偏位，色合いの変化に気が付くこと**からはじまります．さらに「浮腫の分布や形が梗塞とは違うな」「浮腫の中に腫瘤が潜んでいるのでは」と気になることが大切です．まれに，腫瘤を形成しない脳実質の腫瘍も経験しますよね．

### 腫瘍を疑う浮腫とは？

　**腫瘍に伴う浮腫は主に白質に沿っています．**というのは，急性期の梗塞巣や炎症の活動期にみられる細胞障害性浮腫（cytotoxic edema）と異なり，腫瘍周囲の浮腫は，血液脳関門（blood brain barrier；BBB）の破綻による血管透過性亢進，腫瘍の圧迫による静脈還流障害などによる血管原性浮腫（vasogenic edema）だからです．白質の細胞外腔（細胞間隙）が水っぽくなって膨張し灰白質は正常に保たれることから，楓状・放射状・手指状と表現されます．**CTでは低吸収，T1WIでは低信号，T2WIやFLAIR像ではもちろん高信号です．**脳転移では小さいうちはまったく浮腫を伴わないこともありますが，一般的に腫瘤の大きさに比して浮腫が強い傾向があります．**神経膠腫では，悪性度が高いほど浮腫が強い**とされます．髄膜腫は良性の，しかも脳実質外発生の腫瘍ですが，大きくなると圧迫された脳に強い浮

腫が生じることがあります。

## CTやMRIでわかる腫瘍成分は？　非造影でもここまでわかる

　充実性成分のCT値は一般に灰白質に近く，細胞密度が高いほどX線吸収値は高くなってCT値はやや上昇します。急性期〜亜急性期の出血や石灰化はさらに高吸収になりますが，MRIのほうが少量の出血に鋭敏で経時変化もわかります。一般的に腫瘍の充実性成分の多くは，**発生臓器と比較してT1WIでやや低信号，T2WIでやや高信号を呈します**。嚢胞成分はCTで0HU以上の低吸収になりますが，液体の性状や隔壁の描出などMRIのほうが優れます。腫瘍内壊死はCTでやや低吸収になりますが，T2緩和時間の延長を指摘するほうが容易です。脂肪はCTでは0HU未満の著明な低吸収，T1，T2WIともに高信号です。腫瘍血管のflow voidはMRIの貴重な情報です。

## 脳外の良性腫瘍でも突然発症のことがある

### ■ 髄膜腫（meningioma）[1-3]

　脳腫瘍は頭蓋骨で囲まれた狭い場所に生じ圧の逃げ道がないため，たとえ組織学的に良性であっても重大な症状になりえます。髄膜腫は髄膜を構成する細胞から発生した腫瘍でありほとんどが良性です。無症状で偶然発見されることが多いものの（図1），大きくなって突然発症することがあります（図2）。多くは多血性の腫瘤で，脳実質外の組織由来なので腫瘍血管にBBBはありません。

### ■ 脳実質外発生腫瘤である画像的根拠は？

❶ 脳表は頭蓋骨から離れる方向に圧排される。これを皮髄境界のbuckling signとよぶ。
❷ 腫瘍辺縁部でくも膜下腔がやや拡大する。
❸ 腫瘍と正常脳との間に脳脊髄液が存在する（cerebrospinal fluid〈CSF〉rim sign）。

### ■ 髄膜腫の画像所見の特徴は？

❶ 硬膜に広く接する辺縁明瞭平滑な充実性腫瘍である。
❷ 嚢胞成分を伴う頻度は5％，石灰化は20％程度とされる。
❸ 付着部硬膜の肥厚と造影効果の増強はdural tail signとよばれるが，腫瘍の浸潤はあることもないこともある。

### 図1 症例1

**ⓐ** 単純CT

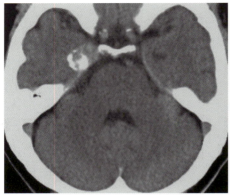

**ⓑ** T2WI

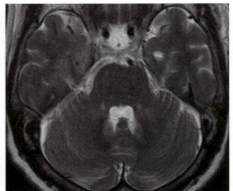

**ⓒ** 造影T1WI水平断像

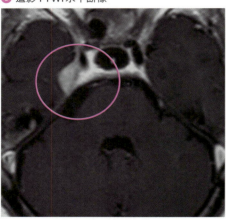

**ⓓ** 造影T1WI冠状断像

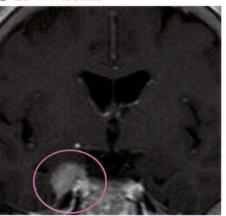

70歳代，女性。一過性脳虚血発作（transient ischemic attack；TIA）で偶然発見された髄膜腫。
ⓐ：右側頭葉の内側に石灰化を伴う充実性腫瘤あり。
ⓑ：腫瘤は灰白質と等信号。皮髄境界のbuckling signを疑う。
ⓒ, ⓓ：腫瘤は境界明瞭平滑均一で強い造影効果を示す。硬膜に広く接しdural tail sign（○）を認めた。

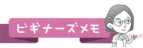

　読影の流れを練習してみましょう。CTやMRIの各強調画像の所見をpick upしてなにが起きているのかを推理します。直感で当てようとするのではなく，"画像診断に至るプロセス"が大切です（図2）。

### 図2 症例2

**ⓐ ステップ1 単純CT**

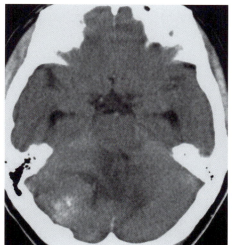

**ⓑ ステップ2 T2WI**

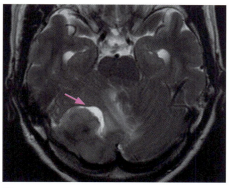

**ⓒ ステップ3 造影T1WI**

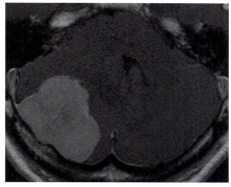

50歳代，女性。1カ月前から頭痛があった。起床時から頭痛があり，横になってみたら嘔気が出てきた。以下のステップにより小脳円蓋部髄膜腫と診断された。

ⓐ：ステップ1 単純CT
　第四脳室は左方に圧排され狭小化している → 右側になにかあるな
　両側側脳室下角はやや拡張 → 水頭症になりつつあるな
　低吸収域は動脈の支配領域に無関係 → 梗塞ではない，右小脳半球の高吸収は石灰化かな，腫
　　　　　　　　　　　　　　　　　　　瘍の輪郭もありそう
　近傍の後頭骨に肥厚あり → 反応性かな

ⓑ：ステップ2 T2WI
　硬膜頭蓋骨に広く接する境界明瞭な充実性腫瘤
　脳実質との間の液体は CSF rim signだ（→）→ 脳実質外の腫瘍疑い
　脳実質のT2延長域 → 圧迫による浮腫を示しているな

ⓒ：ステップ3 造影T1WI
　腫瘍は多血性で全体に強く造影される
　硬膜との密着が強い → 髄膜腫だ！

## 成人の脳実質内腫瘍で頻度が高いのは？

　救急がらみで発見された当院の症例で頻度が高かったのは，やはり脳転移と神経膠腫でした。

### ■ 転移性脳腫瘍（metastatic brain tumor）[4]

　担癌患者で警戒している経過中に見つかる脳転移の多くは，境界明瞭な小型類円形腫瘤です。**結節全体またはリング状に造影される結節が多発**……これがわたしたちの抱いている脳転移のイメージです（図3）。この時点では浮腫もおおむね軽微です。本書に提示した脳転移は，原発巣は無症状で脳転移による症状がきっかけで発見された救急症例ですので，普段目にする脳転移とはちょっと感じが異なります（図4，5）。腫瘍が大きく著明な浮腫を伴っている，あるいは腫瘍の大きさの割に広範囲な浮腫があります。また，転移性脳腫瘍は多発のイメージが強いものの，単発例もあります。大脳半球の皮髄境界に好発するとはいわれますが，どこにでも生

### 図3　症例3
ⓐ 単純FLAIR像　　　　　　　　　　ⓑ 造影T1WI

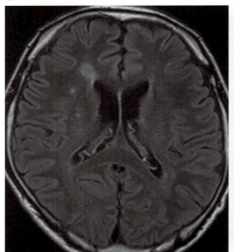 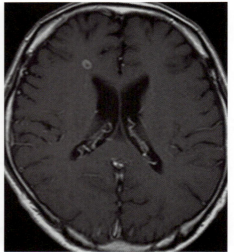

50歳代，男性。肺癌の治療中脳転移検索目的のMRIで発見，症状なし。
ⓐ：右前頭葉深部白質に円形高吸収域を認める。
ⓑ：リング状の造影効果を示す結節あり。周辺のT2延長域（ⓐ）は，転移性脳腫瘍に伴う軽度の浮腫である。

じえます。脳転移は多血性充実性腫瘍の場合が多いものの、単房性や多房性の囊胞成分を伴うこともあります（図5）。充実性の成分は造影され、造影される所には腫瘍細胞が存在すると考えられています。腫瘍内出血を伴うこともあります。

### 図4　症例4

ⓐ 単純CT

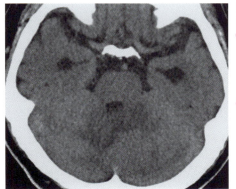

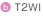 T2WI

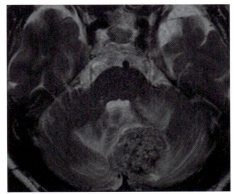

ⓒ T2WI

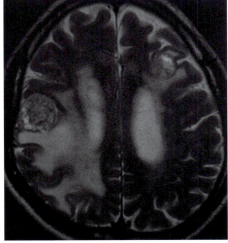

70歳代，男性。ふらついて階段が登れない。肺癌脳転移であった。
- ⓐ：第四脳室の背側に低吸収域あり。小脳虫部から両側小脳半球内側にかけて認められ，境界は不明瞭。第四脳室は圧迫されやや狭小である（mass effect）。両側側脳室下角はやや拡張している。
- ⓑ，ⓒ：左小脳半球と両側大脳半球に内部不均一な腫瘤が多発。著明な白質浮腫を伴う。

## 図5 症例5

**a** T1WI

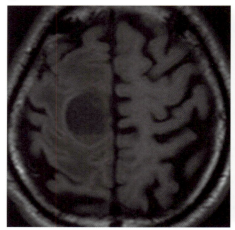

**b** T2WI

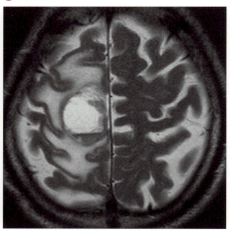

**c** DWI低信号

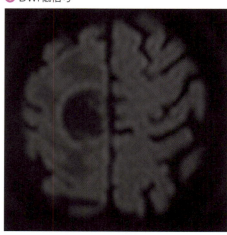

70歳代，男性。突然左下肢脱力が生じ歩行困難となり頭重感も出現。
手術で穿刺吸引した囊胞内容液は茶褐色のサラサラした低粘稠度の液体であった。病理組織は腺癌，後日大腸癌が判明した。

**a**, **b**：右傍矢状に囊胞性腫瘤を認め，囊胞内の背側にT1，T2短縮を示す液面形成（ヘマトクリット効果）あり。内容液は淡血性と考えられる。周囲の白質には広範囲な浮腫を伴っている。

**c**：内容液はDWIで低信号なので膿性ではない。

### 図5 つづき

**ⓓ 造影T1WI水平断像**

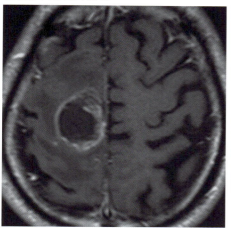

**ⓔ 造影T1WI冠状断像**

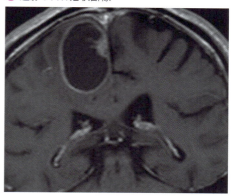

**ⓕ 造影T1WI矢状断像**

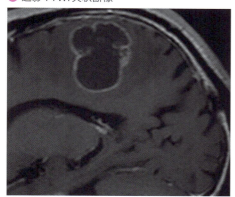

ⓓ〜ⓕ：腫瘍の被膜は強い造影効果を示し，厚みはやや不均一で壁在結節あり。腫瘍は分葉状で不完全な隔壁を伴っている。腫瘍は硬膜に近接しているが腫瘍と脳実質の境界は鋭角である（beak sign）。皮髄境界のbuckling signやdural tail signを認めず，脳内の腫瘍である。

### ビギナーズメモ

　囊胞性腫瘍はT2WIで著明な高信号を呈していますが，DWIでT2 shine-throughによる高信号は認められません。なぜでしょう？　おそらく病変の拡散係数が非常に高く，T2延長の影響を上回っているためと考えられます。頭部はb-factorを1,000sec/mm$^2$程度に高く設定して撮像しており，拡散の影響がより強調されています。

> **ビギナーズメモ**
>
> 　辺縁部にリング状造影効果を示す疾患として，転移性脳腫瘍，膠芽腫，膿瘍，結核腫などが挙げられます。
> 　転移性腫瘍は脳外の細胞由来なので，そもそも腫瘍血管にBBBをもたないとされます。転移巣はほとんどが多血性ですが**腫瘍内壊死をきたすとリング状の造影効果になります**。膠芽腫などの脳原発悪性腫瘍では，BBBは破壊されています。リング状造影効果を示すのは，腫瘍だけではありません。膿瘍では，辺縁に血管新生を豊富に含む被膜が形成されるためリング状に染まります。結核腫は小さく大きさのそろった多発結節で，中心乾酪壊死によりリング状にもなります。

■ **膠芽腫（glioblastoma）**[1-3]

　新WHO分類（WHO2016）では，従来の組織診断に分子遺伝子学的要素が加わったそうですが，詳しくは『WHO2016 脳腫瘍病理分類』をご覧ください。
　膠芽腫は中高年の大脳半球白質に好発し，**成人の原発性悪性脳腫瘍のなかで最も多く悪性度の高い腫瘍**です。辺縁不整な多血性の腫瘤を形成し，浸潤性・破壊性に増殖します。退形成変化が強く腫瘍内壊死，囊胞成分，出血，などを伴い，不均一で輪状の造影増強効果を示します。石灰化を伴うこともあります（図6，7）。

## 細胞密度が高いがゆえの悪性リンパ腫の特徴[4]
■ **脳悪性リンパ腫（malignant lymphoma）**（図8）

　他臓器に悪性リンパ腫が認められている場合は二次性中枢神経リンパ腫とよび，診断時にほかに病巣を認めない場合は中枢神経原発悪性リンパ腫とされます。悪性リンパ腫の多くは，境界明瞭で内部はとても均一な充実性腫瘤です。腫瘍細胞が高密度に存在しているのが悪性リンパ腫の特徴でもあります。脳原発悪性リンパ腫の多くは均一で造影効果が強い充実性腫瘤で，免疫不全がない状態で生じた未治療例では，壊死，石灰化はほとんど伴わないとされます。画像所見は高い細胞密度を反映して，**単純CTで脳実質よりやや高吸収，DWIでは高信号**という傾向を示します。

## 図6 症例6

**ⓐ** 単純CT

**ⓑ** T2WI

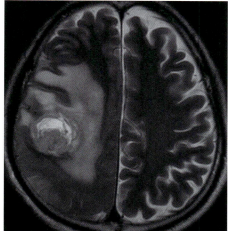

**ⓒ** DWI

**ⓓ** 造影T1WI

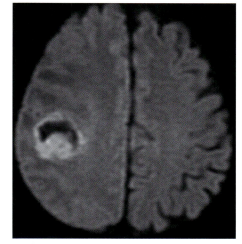
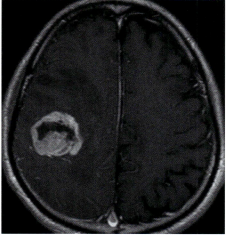

60歳代，男性。左上肢の知覚障害，痙攣が頻発。膠芽腫であった。
- ⓐ, ⓑ：半卵円中心の白質に沿った浮腫を認める。液状成分と偏在性の充実性腫瘤を認め，辺縁部の壁は厚く不整である。
- ⓒ：壁と結節からなる充実性成分は高信号を示し，液状成分は低信号である。
- ⓓ：充実性成分には強い造影増強効果が認められる。

## 図7 症例7

**ⓐ 単純CT**

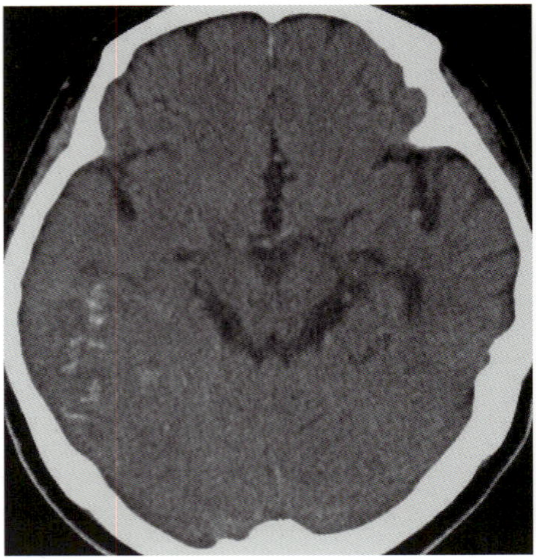

**ⓑ T2WI**

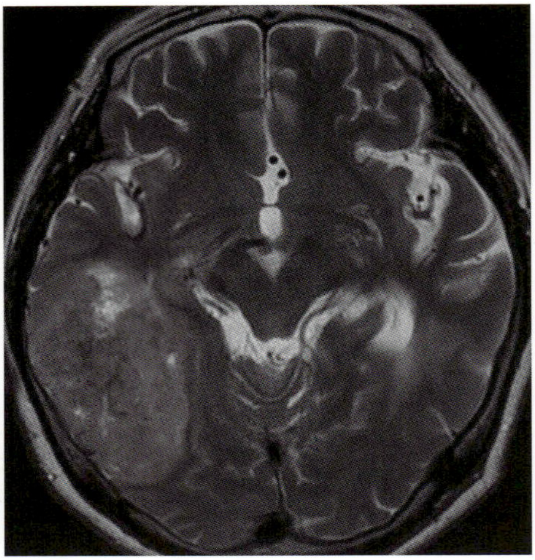

**ⓒ DWI**

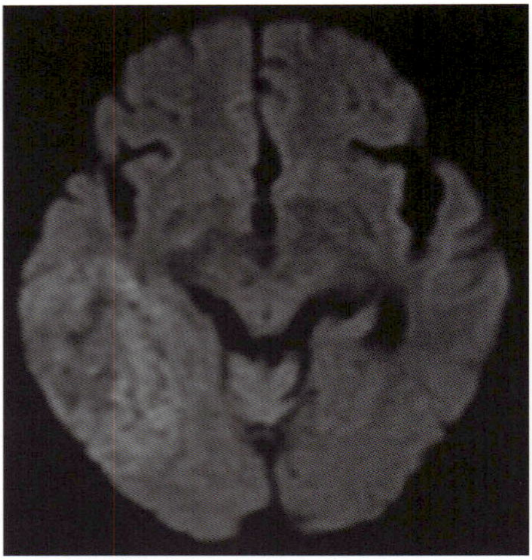

**ⓓ 造影T1WI**

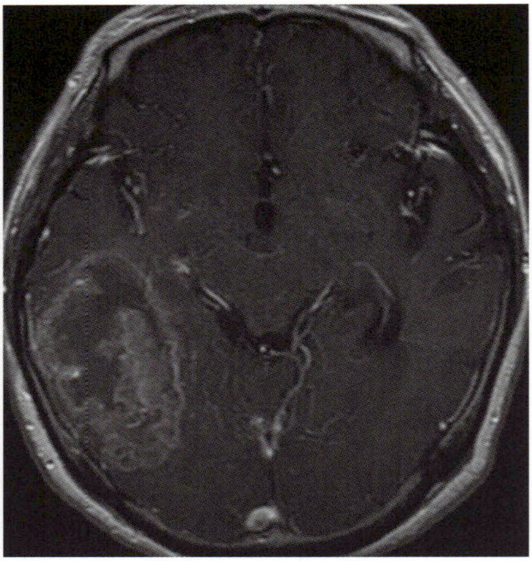

70歳代，女性．もやもやする，眠気がある，もの忘れ，いつもと違うとの訴え．膠芽腫であった．
- ⓐ：右側脳室に淡い石灰化らしき高吸収が多発している．右側脳室下角は狭小化し周囲になにかありそうだが，腫瘍の輪郭は不明．
- ⓑ：内部が不均一で脳実質よりやや高吸収の腫瘍を認める．
- ⓒ：腫瘍は不均一な高信号を呈する．
- ⓓ：辺縁部と内部に不均一で強い造影効果あり．

### 図8 症例8

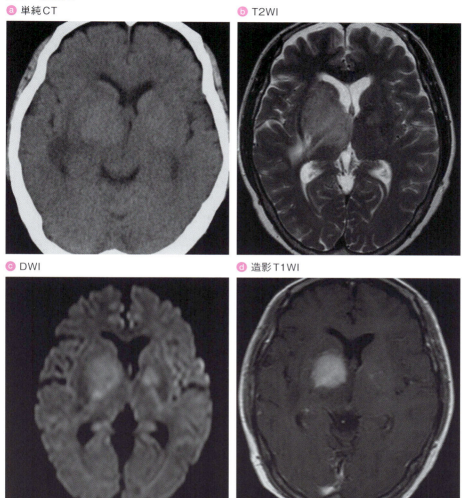

ⓐ 単純CT
ⓑ T2WI
ⓒ DWI
ⓓ 造影T1WI

50歳代,女性。縦隔,肺,乳腺などの非ホジキン,びまん性大細胞型B細胞リンパ腫(non-Hodgkin, diffuse large B cell lymphoma；NHL, DLBCL)化学療法後,ふらつきにて受診。NHLの中枢神経再発であった。
ⓐ：右基底核にやや高吸収の腫瘤を認める。
ⓑ：右基底核から視床に高信号域を認める。
ⓒ：病変部は高信号を示す。
ⓓ：右基底核の腫瘍は著明な造影効果を示す。

## DWIで細胞密度の高い腫瘍が高信号を示すのはなぜでしょう？（図9）

それは，以下のような原則に基づいています。

**腫瘍細胞が増殖 → 細胞密度が高い → 細胞間隙が狭く水分子は拡散しにくくなる → DWIで高信号になる**

細胞密度の高い腫瘍では拡散は低下し，多くの腫瘍はその発生臓器よりも高信号になります。びまん性に粗に浸潤する腫瘍で，細胞密度が低い場合はDWIで高信号になりにくい傾向があります。例えば，膠芽腫や転移性脳腫瘍の充実性成分は高細胞密度を反映して高信号になります。特に悪性リンパ腫は腫瘤全体に細胞密度が高く，ADCは低い傾向があります。

低悪性度の神経膠腫はDWIで灰白質と同程度で，DWIは悪性度の指標になるとされます。

## 腫瘤を形成せずびまん性に浸潤するタイプの腫瘍もある

明瞭な腫瘤を形成せず既存の脳構造を保ちつつ，腫瘍細胞がびまん性に浸潤する腫瘍もあります（図10）。細胞密度は粗であることから通常はDWIで高信号を示しにくい傾向があります（図11）。神経膠腫症というまれな腫瘍はこのような性質を有し，**DWIの高信号化は悪性転化を示唆**するとされます（なおWHO 2016新分類では神経膠腫症は削除され，分類は変更されました）。

### 図9　充実性腫瘍がDWIで高信号になる理由の1つ

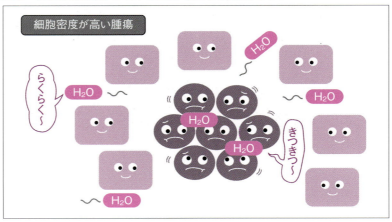

### 図10 症例9

**ⓐ** T2WI

**ⓑ** DWI

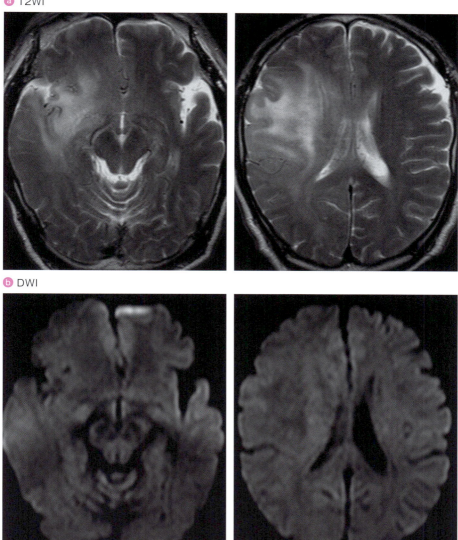

50歳代，男性．突然の痙攣，片麻痺，意識障害，JCS20．
ⓐ：びまん性の高信号を認める．
ⓑ：DWIでは高信号を示さなかった．

### 図11 DWIで高信号になりにくい充実性腫瘍もある

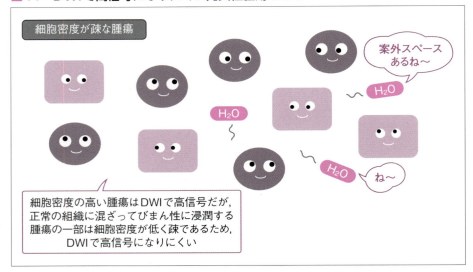

### 腫瘍内出血か石灰化か迷ったときに有用な撮像法は（図12）。

　単純CTでは，出血も石灰化も脳実質より高吸収で，いずれも腫瘍に伴うことがあります。陳旧性の出血巣に石灰化を伴う場合もあります。CT値が94HUを超えれば石灰化と判断できますが，淡い石灰化は判断に迷うことがあります。こういうときは，出血による磁化率変化に鋭敏なT2*WIが有用です。

　腫瘍内に出血して頭痛や麻痺などを発症することがありますが，単純CTでは高血圧性出血との鑑別が難しいことがあります。亜急性期には赤血球外に遊離したmet-Hbの強いT1短縮効果で，造影効果がマスクされてしまいます。出血後早期であれば，血腫は目立ったT1短縮をきたしていないため，腫瘍の造影効果が確認できる可能性があります。また，血腫の大きさのわりに浮腫の範囲が広く周囲白質に沿って放射状・楓の葉・手指状の広がりを示す場合には，悪性腫瘍を疑う必要があります。

## 図12 症例10

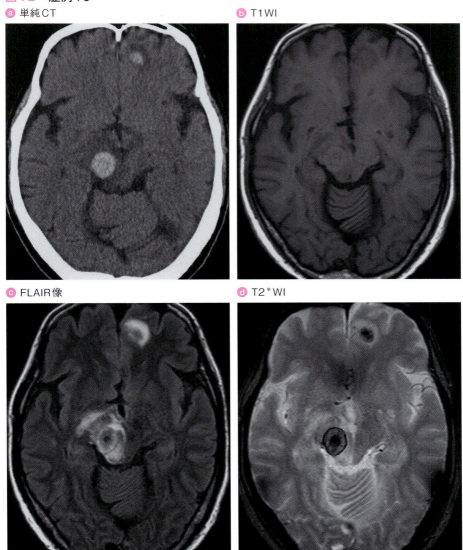

ⓐ 単純CT
ⓑ T1WI
ⓒ FLAIR像
ⓓ T2*WI

50歳代，男性。2日前から右手が動かしにくく，右上肢と右顔面の痙攣が出現した。
ⓐ：中脳右側と左前頭葉に高吸収の円形腫瘤を認め（CT値55HU），周囲に軽度の浮腫による低吸収を伴っている。出血を疑うが多発であり中脳の出血はまれでもあるため，MRIを施行。
ⓑ～ⓓ：中脳右側は腫大している。腫瘤はT1短縮を示さずT2*短縮効果を示し，急性期の出血である。周囲には浮腫によるT2延長域を伴う。

### 図12 つづき

**e** 造影T1WI　　　**f** 造影T1WI

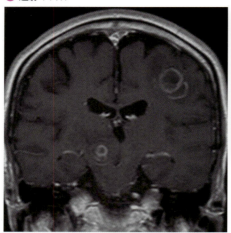
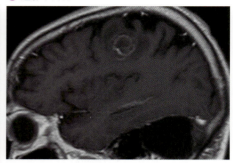

**e**, **f**：多発する腫瘤の辺縁部には ring enhancement がみられる。左前頭葉（運動野）の腫瘍が右手の麻痺などの責任病巣と考えられる。肺癌の脳転移であった。

## 脳実質の外にも気を配ろう

### 癌性髄膜炎（meningeal carcinomatosis）（図13）

#### ■ FLAIR sulcal hyperintensity

　単純CTでは播種性病変がよほどでない限り指摘困難で，造影CTもあまり有用ではありません。癌性髄膜炎を疑う場合MRIは必須です。癌性髄膜炎の診断では，**非造影であればFLAIR像が有用で，脳表・脳溝が線状の高信号を呈することがありFLAIR sulcal hyperintensity** とよばれます。腫瘍性の滲出液は高蛋白成分によるT1短縮効果を示し，null point が早くなるためです。ただし，偽陰性もありますし，髄膜炎やくも膜下出血などで陽性にもなります。

#### ■ 癌性髄膜炎における造影T1WI vs FLAIR像

　造影T1WIや造影FLAIR像では脳表に沿った造影効果を認めますが，通常は造影T1WIを用いています。癌性髄膜炎では軟膜とくも膜に沿った造影効果（pia-subarachnoid space pattern；PS型）が多いとされ，肥厚した軟骨髄膜や結節を認めます。**T1WIは血管内も造影されるのに対して，FLAIR像は血管内が低信号になり造影効果評価の邪魔にならない面はあります。**一方で，FLAIR像はそもそ

## 図13 症例11

**ⓐ** 造影T1WI

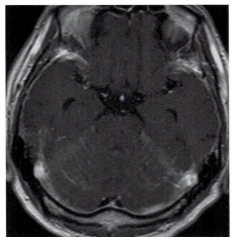

**ⓑ** 造影T1WI

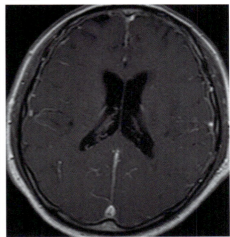

**ⓒ** 造影T1WI矢状断像

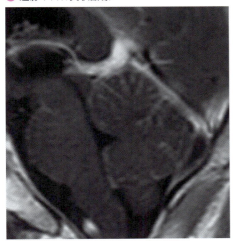

60歳代，男性。胃癌術後，意識障害。癌性髄膜炎であった。
ⓐ～ⓒ：小脳半球や大脳半球の脳表に沿ってびまん性の造影効果を認める。矢状断像（ⓒ）では小脳の脳溝に沿った線状の造影効果が明瞭である。

### 図13 つづき

**d** 造影FLAIR像　　**e** 造影FLAIR像

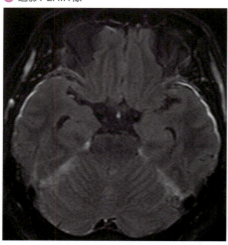 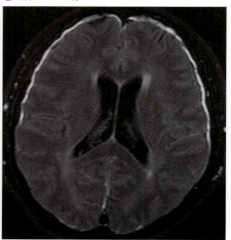

**d, e**：造影FLAIR像では小脳半球の脳溝に沿った造影効果や，髄膜のびまん性の造影効果がT1WIより明瞭である。

も単純でsulcal hyperintensityを示しうるため，造影効果かどうか紛らわしい面もあります。

### 頭蓋骨への転移による脳神経症状もある（図14）

　一生懸命になればなる程，周りがみえなくなることありますよね。内部の細かい所見は指摘できて，外側の大きな所見を見落とすとか，自分で枠（フレーム）を造ってしまうのかも知れません。

　脳底部には脳神経が通る孔があり，**頭蓋骨の転移性腫瘍で神経症状が出ることもあります**。内部だけに気を取られず，外側や撮像範囲の最下端も意識して全体をみる練習をしましょう。

## 図14 症例12

ⓐ 単純CT　　　　　　　　　　ⓑ T1WI

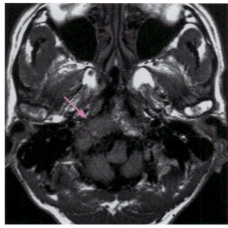

ⓒ T2WI　　　　　　　　　　　ⓓ DWI

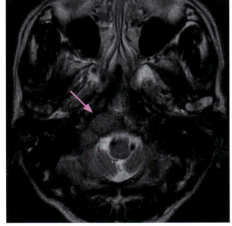
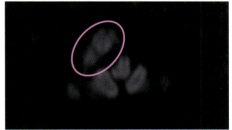

60歳代，男性。食道癌術後，飲み込みにくさを訴えた。局所再発はない。
ⓐ：斜台右側に溶骨性腫瘍を認める（→）。
ⓑ，ⓒ：対側と比較して正常骨髄の高信号が消失し，脳実質や筋肉と等信号の充実性腫瘤を認める（→）。
ⓓ：DWIでは頭蓋底の骨は著明な低信号であるが，右舌下神経管を含む領域に脳実質と同程度の信号を呈する占拠性病変がみられる（○）。頭蓋底の転移性骨腫瘍が飲み込みにくさの原因であった。

## 📕 文献

1) 國松　聡：脳実質内腫瘍の画像診断. 日獨医報 2014; 59(2): p32-44.
2) 平井俊範：脳実質外腫瘍の画像診断. 日獨医報 2014; 59(2): p45-54.
3) 脳腫瘍全国統計委員会，日本病理学会編：臨床・病理　脳腫瘍取扱い規約. 金原出版, 2002. p187-206.
4) 阿部香代子：星細胞系腫瘍，乏突起膠細胞系腫瘍. 画像診断 2016; 36(13): p1245-56.
5) 村上佳菜子，野口智幸，ほか：中枢神経系原発悪性リンパ腫. 画像診断 2016; 36(13): p1294-1302.
6) 田岡俊昭：転移性脳腫瘍. 画像診断 2016; 36(13): p1303-13.

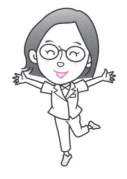

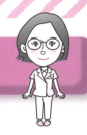

# 2章 脳

## ●そのほかの救急脳疾患

### 救急の現場に立つ

　救急では油断していると状態が悪くなりかねないような，知っておくべき重要な疾患がほかにもあります．MRIには種々の撮像法がありますが，ルーチンのプロトコールに加えて「どんな状況のときにどういう疾患を疑い，どのシーケンスを選ぶか」現場では悩むところです．病態を推理しつつ選ぶのも大切ですが「一本釣りではずすと怖いな」とか，「地引き網的にいろいろ撮像しておこう」とか，疾患によって有用なオプションがあることを知っているがゆえの楽しみも難しさもあります．

### 左右対称でコントラスト不良の場合CTでは認識しにくい

#### 慢性硬膜下血腫（chronic subdural hematoma）（図1）

　くも膜は硬膜の内層に密着していますが癒着していないため，くも膜を傷つけずに硬膜を開けることができます．慢性硬膜下血腫は硬膜内層とくも膜の間に徐々に血液が溜まったもので，多くは三日月〜半月様の血腫です．しばしば見かける疾患ですが，無症状で自然に消失することもあります．増大してくると脳を圧迫し，典型例では認知症や麻痺が週〜月単位に増悪します．重症例では意識障害もあります．原因の多くは，あまり気にしていなかった過去の頭部外傷で，「そういえば……雪道で転倒した」と思い出す程度のものです．軽度の打撲に伴い，架橋静脈の過伸展による小出血とくも膜の損傷による脳脊髄液のleakが混ざって，硬膜下に貯留すると考えられています．原因が不明な例もあります．リスクファクターとして，高齢・アルコール多飲などが挙げられます．抗凝固薬服用も増悪因子です．成因として特徴的な点は，くも膜下腔の脳脊髄液が浸透圧差に応じて硬膜下血腫に引き込まれさらに容積が増え，毛細血管に富む被膜が形成され，そこからも繰り返し出血するため新旧入り交ざった血腫になることです．

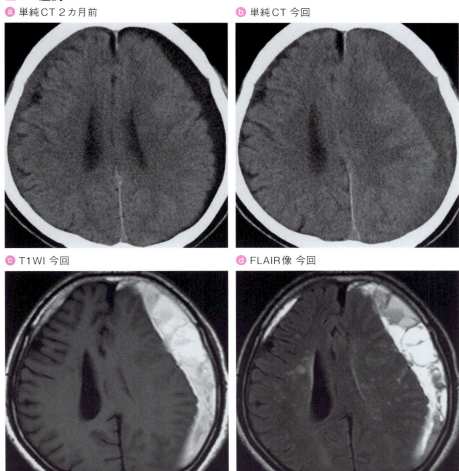

### 図1 症例1
- ⓐ 単純CT 2カ月前
- ⓑ 単純CT 今回
- ⓒ T1WI 今回
- ⓓ FLAIR像 今回

70歳代，男性。2カ月前から複視を自覚していた（ⓐ）。今回（ⓑ～ⓓ），頭痛，右上肢の脱力出現，右不全片麻痺あり，JCS1。少量の右硬膜下血腫と著明な左硬膜下血腫を認め，慢性硬膜下血腫と診断された。左穿頭血腫除去術にて硬膜を切開し，硬膜下の被膜を破り血腫を吸引した。

■ 画像所見として

　血腫のCT値は血液の凝縮につれて（しつこいようですが最大94HUまで）上昇し，赤血球の崩壊と液状化によって下がってきます。CT値が脳実質に近い時期も

あります。慢性硬膜下血腫は片側性とは限らず，両側性でコントラスト不良例はCTで見落としかねません。血腫の圧迫による脳表面の平坦化や脳溝の消失に気が付くことが大切です。その点 MRI は，**著明なT1短縮や不均一なT2延長を示し，古い部分はT2短縮を示す**のでコントラストで苦労することはありません。

■ **架橋静脈とは？**

表在静脈はくも膜下腔を走行し静脈洞近傍で脳表を離れ，外くも膜を貫通して硬膜下腔を短く横切ります。この部分を架橋静脈とよびます。

## 「まれ」だからこそ知っておきたい

Posterior reversible encephalopathy syndrome（PRES）や静脈洞血栓症（sinus thrombosis）は，まれではありますが救急に関わっていると必ず遭遇する重要な疾患です。いずれも主に血管性浮腫が画像診断の主役であり，ここでも浮腫の指摘と解釈が大切です。

### PRES[1]（図2）

突然の頭痛・痙攣・意識障害・視覚異常（視力障害や視野障害）などをきたす疾患です。高血圧脳症や妊娠高血圧症候群（子癇）などに代表され，救急外来でもしばしばみられます。**急激な血圧上昇に伴って血管拡張や血液脳関門（blood-brain barrier；BBB）が破綻し，血管（透過）性浮腫をきたすことが原因**といわれます。Posteriorの名のごとく浮腫性病変はposterior circulation（椎骨脳底動脈・後大脳動脈とこれらの穿通枝領域）に生じやすいことが知られています。椎骨脳底動脈系は血管壁の交感神経末端の分布が内頸動脈（internal carotid artery；ICA）領域より少ないため，急激な血圧上昇に対応できず自己調節能の破綻をきたしやすいと考えられています。

リスクファクターとして，高血圧・アルコール依存症・腎機能障害・免疫抑制剤やシスプラチンの投与・手術・肝障害などが挙げられます。高血圧・高灌流状態の改善や原因の除去により，症状は消失し画像所見も改善しますので，その名が示すとおりreversibleです。ただし血管攣縮をきたして虚血から細胞性浮腫になることもあり，重症例や治療が遅れると非可逆的な梗塞にもなりえますので，速やかな診断が大切です。

## 図2 症例2

ⓐ FLAIR像 第1病日

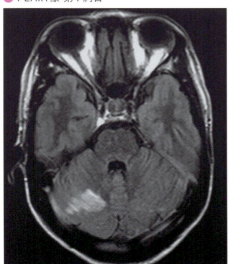

ⓑ FLAIR像 第1病日

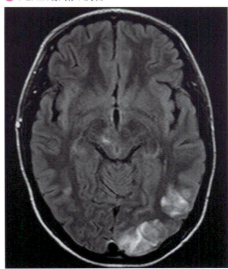

ⓒ FLAIR像 第1病日

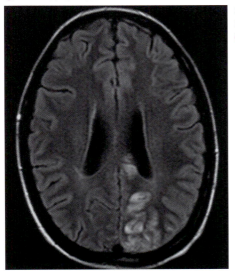

20歳代，女性。分娩翌日（第1病日）の頭痛，嘔吐，高血圧，痙攣，JCS30。PRESであった。
ⓐ～ⓒ：右小脳半球，左後頭～頭頂葉の皮質下白質～皮質に著明な高信号域を認める。

## 図2 つづき

**d** T2WI 第1病日

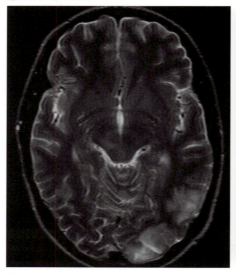

**e** DWI（B値1,000）第1病日

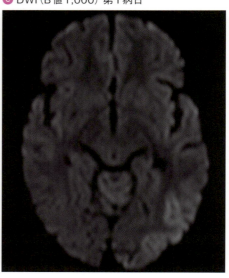

**f** ADC map 第1病日

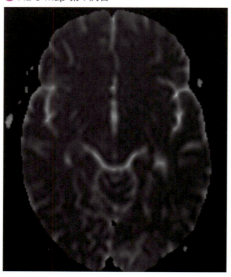

**d〜f**：T2WIで高信号の左後頭葉病変はDWIでも高信号を呈しているが、ADC mapでは等信号〜やや高信号でADCの低下は認められない。DWIの高信号はT2 shine throughと考えられる。

## ■ 画像所見として

病変分布は両側後頭-頭頂葉の皮質下白質が主体ですが皮質にも及びえます。小脳・脳幹・視床・基底核なども好発部位です。基本的には左右対称性が多いとされますが，片側性や非対称もあります。まれですが，前頭葉病変を伴うからといってPRESを否定できるわけではありません。

病変は，**CTで軽度の低吸収，T2WIやFLAIR像では高信号**になります。浮腫に共通していえることですが，**病変と非病変部のコントラストは，CTよりもT2WI，T2WIよりもFLAIR像のほうが明瞭**です。PRESは静水圧性血管性浮腫ですのでDWIでは等〜低信号が多く，基本的には高信号を示しません。血管性浮腫ではADCは上昇し，超急性期梗塞や活動性の炎症と異なる点です。DWIで軽度の信号上昇を認めることもありますが，これはT2 shine throughが主たる原因と考えられています。

## ■ PRESがDWIで高信号にならない理由（図3）

PRESは循環体液量の増加などに伴う血管性浮腫です。静水圧勾配に従った水分の漏出や，血管透過性の亢進などによって細胞間隙に水が貯留します。梗塞のような細胞性浮腫と違って細胞の膨化が起こらないので拡散は低下しません。細胞間隙は狭小化せずむしろやや広くなり，水分子の拡散は上昇が多いのです。

**図3　血管性浮腫における拡散とT2緩和時間**

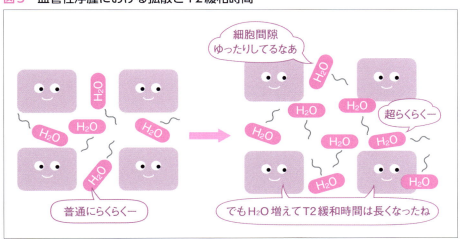

■ **T2 shine through は拡散低下の偽陽性**

　DWIでは，実際は拡散が低下していないにもかかわらず高信号を示すことがあります。DWIは逆向きの双極傾斜磁場を加えてT2WIのシーケンスで撮像するものです。運動検出傾斜磁場（motion probing gradient；MPG）を与えない場合には（通常のT2WIよりは画質不良の）T2WIになります。つまり，DWIは拡散の低下を強調した画像ですが，T2WIのコントラストが重なっているのです。T2緩和時間延長による高信号が強いとDWIに反映されてしまいます。T2緩和時間延長の影響が拡散の影響を上回ると生じるこの現象は，**T2 shine through** とよばれます。PRESの症例でもみられたと報告されています[2, 3]。DWIの読影では拡散とT2緩和時間のバランスを考える必要があるわけですが，**ADC**という数値を算出し**ADC map**を確認するのが一般的です。

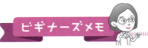
ビギナーズメモ

### ADCとADC mapって？

　ADCとは見かけの拡散係数のことで，単位は$mm^2/sec$です。"見かけの"という不思議な修飾語が付いている理由は，生体組織内で測定される拡散係数は，網目状の毛細血管内の血流や軸索流などの「灌流」の影響を受け，厳密な拡散とはいえないからです。B値を大きくすると毛細血管流の影響は減弱します。

　ADCは，印加パルスを加えた画像と加えない静磁場（static magnetic field；$B_0$）の画像（T2WI）から算出されます。ADCを算出して表示した計算画像がADC mapです。ここではT2緩和時間の影響は除かれていますので，拡散低下があれば本来の組織より信号が下がり，拡散上昇があると信号は上昇します。

### ADC mapはどういうときに作成するのがよいの？

　ADC mapは，「ADC」の意味を知らなければそれほど価値のあるものだとは思えないような画質なのですが，DWIで高信号の病変が本当に拡散低下によるものか？　はたまたT2 shine throughか？　を見分けることができます。

> **もう少し知りたい人に**

　MPGは180°パルスの両側に印加されます。MPGの強さを表すB値は傾斜磁場強度が強く，印加する時間が長く，2つの傾斜磁場を印加する間隔が長いと高くなります（図4）。

　B値を高くするほどT2 shine throughの影響は減少します。大きなMPGを与えると水分子がさらされる外部磁場の変化は大きくなり，プロトンの位相変化が大きくなります。拡散による移動が強調され，拡散低下病変と非低下部分のコントラストは高くなります。シーケンスの性質上B値を大きくするとTEは長くなりT2強調になるという面はあるのですが，T2緩和時間の影響は相対的に弱まるのです。

### 図4　T2 shine throughとMPGの強さ

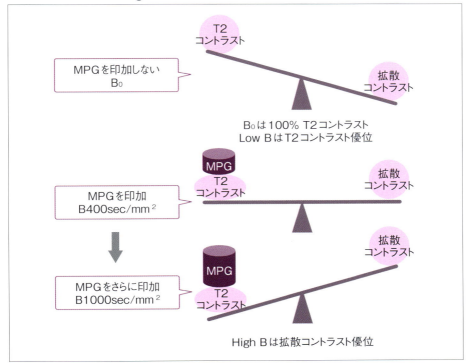

表1　正常組織のADC値の比較[5]

| ADC値 (x10$^{-3}$mm$^2$/s) | | 正常組織 |
|---|---|---|
| 非常に高い | 3.0以上 | 脳脊髄液 |
| 高い | 2.5〜2.9 | |
| 中間 | 1.5〜2.4 | 軟骨，筋肉，腎臓 |
| 低い | 0.8〜1.4 | 正常脳灰白質，膵臓，肝臓，脾臓 |
| 非常に低い | 0.7以下 | 正常脳白質，脂肪，正常骨髄 |

■ 正常組織のADCの比較（表1）[5]

　正常組織においても拡散の程度は異なります。脳の細胞間隙はほかの組織と比べてとても狭く，脳のADCは低いそうです。このため，脳のDWIではB値をやや高めに（通常は1,000を推奨）設定しています。

## 静脈洞血栓症（図6，7）

　硬膜静脈洞に血栓が形成され流出路の閉塞が急速に進んだときに，還流障害によるうっ血の症状が出現します。初期には頭痛・悪心などの脳圧亢進症状を訴え，うっ血が増強すると痙攣発作・片麻痺・意識障害などが出現します。

■ アバウトでもいい，脳静脈の還流マップをイメージしよう（表2，図5）

　脳静脈の還流域は動脈の支配領域とは異なります。救急にたずさわっていても，脳静脈の血管造影やCT venography（CTV），MR venography（MRV）をみることは少なく，複雑な構造と不明瞭な画質から視認性は悪いといわざるをえませんが，大きなところは押さえておきましょう。例えば，**静脈還流と静脈洞横静脈洞血栓症では側頭葉に，上矢状静脈洞血栓症では傍正中部に好発する**，という程度にイメージするとよいと思います。ここではきわめて簡略化しましたので，詳しくは成書を参照して下さい[6]。

## 表2 脳静脈の基本解剖

❶ 表在静脈
　皮質静脈・浅髄質静脈は表在静脈となって
　　● 大脳半球上部の内側および外側静脈群 → 上大脳静脈 → **上矢状静脈洞**
　　● シルビウス裂周囲弁蓋部 → 浅中大脳静脈 → **蝶形頭頂静脈洞** → **海綿静脈洞**
　　● 側頭葉，後頭葉の外側〜下面 → 下大脳静脈 → **横静脈洞**
❷ 深部静脈
　側頭葉内側，視床，中脳，後頭葉内側 → 脳底静脈 → 内大脳静脈，Galen大静脈
　→ **直静脈洞**
❸ 脳幹，小脳
　→ **錐体静脈洞，直静脈洞，横静脈洞**

## 図5　静脈洞のシェーマ

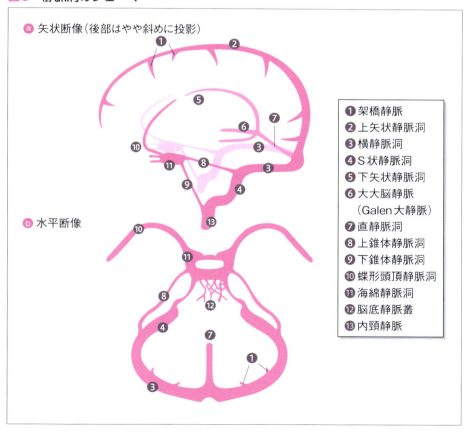

ⓐ 矢状断像（後部はやや斜めに投影）
ⓑ 水平断像

❶ 架橋静脈
❷ 上矢状静脈洞
❸ 横静脈洞
❹ S状静脈洞
❺ 下矢状静脈洞
❻ 大大脳静脈（Galen大静脈）
❼ 直静脈洞
❽ 上錐体静脈洞
❾ 下錐体静脈洞
❿ 蝶形頭頂静脈洞
⓫ 海綿静脈洞
⓬ 脳底静脈叢
⓭ 内頸静脈

■ 画像所見として

　静脈洞血栓症の画像所見はうっ血・浮腫の程度によって変貌していきます。

❶ 軽症例では……（図6）

　頭痛・悪心嘔吐という日常的で非特異的な症状なので多くの鑑別診断を要しますが，単純CTで静脈洞の一部が高吸収であることに気づけばしめたものです。凝血によってCT値は上がるのでしたね。次はMRIの引き出しの多さのみせどころです。診断の流れに注目してみましょう。

　DWIでは，静脈洞は血流によって通常は無信号です。新鮮な血栓は高粘稠度の凝血塊ですので，DWIで高信号を呈します。T2*WIでは血栓は磁化率効果（T2*短縮効果）によって著明な低信号です。そこで，（ルーチンには含まれていないであろう）MRVを撮像すると，血栓閉塞による静脈洞の描出不良，信号欠損，皮質静脈の拡張などを認めます。非造影検査でここまでたどり着けますが，ここでチョット気をつけたいのは偽陰性や疑陽性もあることです[7]。血栓の信号強度は水分含有量や粘稠度，赤血球の経時変化で変わります。静脈洞血栓は時間が経つと器質化しプロトン量が低下するためDWIで信号は低下します。Fast spin echo（FSE）法のT1，T2WIでは静脈洞内の遅い血流が血栓と紛らわしい信号を示すこともあります。また，MRVではslow flowや逆流などによる偽陽性もありえます。迷う場合には造影剤を投与してCTVを追加することもあります。

❷ 静脈還流障害によって脳実質に浮腫が生じると……

　プロトン密度の増加によってFLAIR像やT2WIで動脈支配領域に一致しない白質を主体としたさまざまな程度の高信号と腫脹をきたします（図7）。皮質静脈が拡張することもあります。通常は可逆性ですが白質主体に静脈性梗塞をきたすことがあり，静脈性梗塞は出血を伴いやすい傾向があります。うっ血による血管性浮腫のみの場合，拡散は低下せずむしろ亢進しますのでDWIで高信号を呈しませんが，静脈性梗塞になるとDWIで高信号になります。

## 図6 症例3

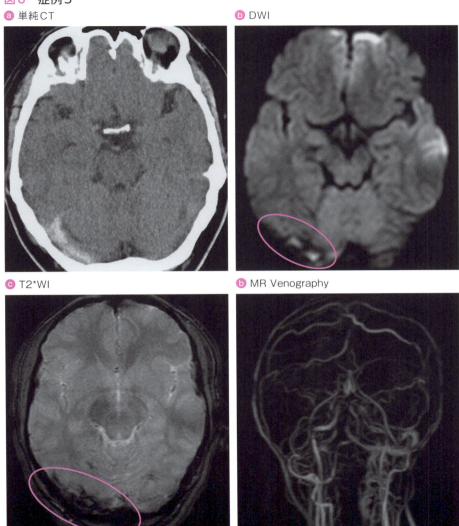

ⓐ 単純CT
ⓑ DWI
ⓒ T2*WI
ⓓ MR Venography

20歳代，男性。1週間前より後頭部～右側頭部痛あり，消炎鎮痛薬を内服していたが痛みが頭部全体に広がり，嘔気が出現。
ⓐ：右横静脈洞（TS）は著明な高吸収。
ⓑ：右TSは高信号（○）。
ⓒ：右TSの著明な低信号はbloomingを伴う（○）。
ⓓ：右横静脈洞は描出されず，血栓閉塞を示す。上矢状洞も描出されない。

### 図7 症例4

ⓐ T2WI

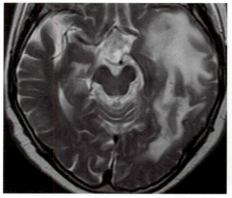

ⓑ 造影T1WI

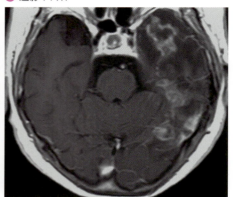

ⓒ 造影T1WI

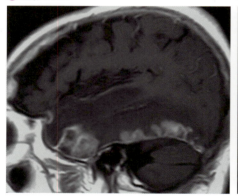

ⓓ CTV

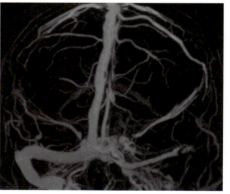

ⓔ T2WI

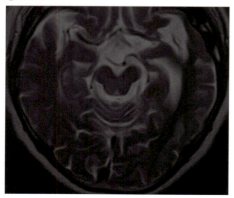

70歳代，女性。静脈洞血栓症であった。
ⓐ：治療前。左側頭葉に白質を主とした著明な浮腫あり。
ⓑ,ⓒ：左側頭葉の皮質〜皮質下に著明な造影増強効果があり，BBBの破綻と考えられる。側頭葉全体に浮腫による信号低下あり。
ⓓ：左横静脈洞〜S状静脈洞に血栓による造影欠損を認める。
ⓔ：治療後。浮腫は消失している。

> **もう少し知りたい人に**
>
> **MRV**
> 　MRVでは血流が遅い静脈を描出するために，phase contrast（PC）法を用います．MPGを反転させたときに動きのあるものに位相のずれが生じることを利用したもので，DWIのMPGと同じ発想です．PC法ではvelocity encodeとよびます．通常では描出する流速を10〜15cm/sec程度に設定します．静脈洞の血栓によるうっ滞や硬膜動静脈瘻のシャント血流でもvelocity encodeがうまくいかないために信号欠損になってしまいます．

## Wernicke脳症（図8）

　脳細胞は活動するためのエネルギーをブドウ糖代謝でしか得ることができません．
　脳細胞のエネルギー源は100％ブドウ糖であり，低血糖になると頭痛・冷汗などの交感神経の緊張症状が出て意識障害になりますね．**PETで用いるfluorodeoxyglucose（FDG）は正常の脳に著明に集積します．**

　Wernicke脳症は糖質を分解するのに必要なビタミンB1（VitB1）欠乏で起こる脳障害で，VitB1欠乏は全身的な障害をきたし，日本では古くは「江戸煩い」とよばれ，その後「脚気」とよばれる国民病として知られましたが，なにかが足りないという発想に至るには時間を要しました．今日でも長期の摂食不良，精白米やインスタントラーメンのみの極度の偏食，アルコール依存症（アルコールの分解にVitB1を消費するので），胃切除術後などがリスクファクターになります．全身倦怠感・動悸・睡眠障害・食欲不振・便秘・手足のしびれ（多発神経炎）・浮腫（むくみ）・腱反射低下などが起こり，末梢血管拡張によって「脚気衝心」とよばれる高心拍出量性心不全をきたすと救急搬送になります．いわゆる"駆出率（ejection fraction；EF）は保たれている心不全"です．発熱，下痢，循環血液量の減少などが増悪因子となり，意識障害や心不全が急速に進行しショック状態から死亡する例もあります．VitB1の静注が不可欠です．

### ■画像所見として

　1つ1つは非特異的で多彩な全身症状から，ある共通の病因を見つけ出すのは診療の醍醐味ですが，迷路にはまりそうになったときには画像診断が しばしば"強い味方"になります．外部に委託したVitB1定量の結果を待つ余裕がない場面で，

### 図8 症例5

**ⓐ** FLAIR像

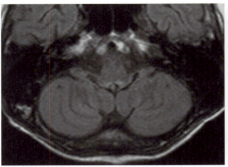

**ⓒ** FLAIR像

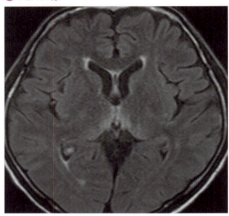

**ⓑ** FLAIR像

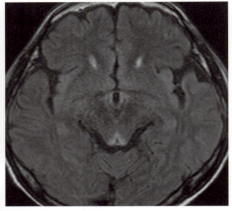

70歳代．男性．2カ月前から摂食不良，脱水，血圧低下，認知症進行，発熱，全身間代性痙攣，意識障害（JCS3桁），ビタミンB1異常低値（10ng/mL）．Wernicke脳症であった．
ⓐ～ⓒ：第四脳室周囲，中脳水道周囲，第三脳室周囲／視床内側に高信号を認める．

MRIは有用です．Wernicke脳症の典型例はMRIで特徴的な病変分布を示し，一度みたら忘れないインパクトがあります．**DWI，T2WI，FLAIR像などで第三脳室～中脳水道～第四脳室に沿った信号上昇をきたし，視床内側部の左右対称なT2延長域がみられます**（図8）．これは脳室周囲灰白質の代謝障害を反映し，細胞性浮腫・不完全壊死によるプロトン密度の増加によるものと考えられています．治療開始が早ければこれらの高信号はVitB1の補充で速やかに消失します．進行例では乳頭体の萎縮がみられます．

### 低髄液圧症候群（図9）

脳脊髄液がなんらかの原因で漏出し，頭蓋内の組織が過度に牽引される疾患です．

### 図9 症例6
ⓐ 造影T1WI冠状断像　　ⓑ 造影T1WI冠状断像

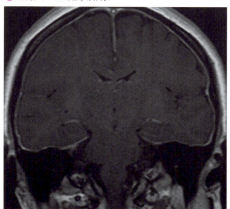
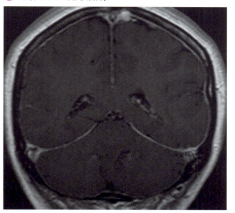

40歳代，女性。無理な首の姿勢が長く続いた後に頭が痛くなった。頭位挙上後30秒程で痛みが出現する。低髄液圧症候群であった。
ⓐ，ⓑ：硬膜全体に連続性の造影増強効果を認める。厚みは均一で平滑であり，結節は認めない。

腰椎穿刺の合併症としても起こりえます。起立性頭痛は本疾患に必発で，**「立位での頭痛」が「臥位で消失する」のが特徴**です。ほかにも頸部硬直，耳鳴り，聴力低下，光過敏，悪心などの症状が出現します。

　ちなみに脳脊髄液の総量は140〜150mLで，1日の生産量は500mLほどだそうです。

### ■画像所見として

　硬膜の骨に接合する側には血管がありますので，正常でも不連続に造影されます。低髄液圧症候群では，広範囲な髄膜の軽度肥厚と連続性・びまん性の造影効果の増強を認めます。厚みは均一かつ平滑で，不整や結節を伴いません。減少した脳脊髄液を補うために頭蓋〜脊柱管内の血管が拡張するためと考えられています。脳幹の下垂や硬膜下水腫/血腫を伴うこともあり，脳脊髄液の漏出によるT2延長域が確認できる場合もあります。

### 図10 症例7

**ⓐ** T2WI　　　**ⓑ** FLAIR像

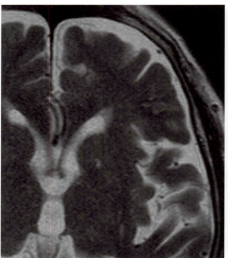 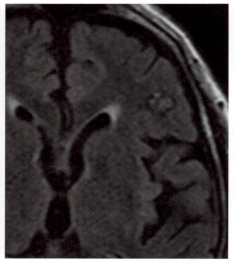

症状なし。海綿状血管腫と診断された例。
ⓐ, ⓑ：辺縁低信号，内部不均一な軽度高信号を認める。

## 偶然みつかる，しかし慌てることはない血管奇形の特徴的なMRI

### 海綿状血管腫（cavernous angioma）（図10）

　脳，肝臓，椎体などに多く，類洞とよばれる血管腔からなる類円形の腫瘤です。ほとんどは無症状で偶然発見されます。肝臓の巨大海綿状血管腫は出血性ショックや播種性血管内凝固症候群（disseminated intravascular coagulation；DIC）になることもあります。脳では脳内出血や痙攣発作の原因になりえますが，重症化することはほとんどありません。

　脳海綿状血管腫は内部に小出血を繰り返し，単純CT像で淡い石灰化による高吸収を伴います。典型例は，**T2WIで類洞とよばれる拡張血管の塊を表す蜂巣状またはポップコーン様の高信号**や，出血後各時期の信号が混在します。Hemosiderin沈着による辺縁部の低信号を認めます。

### 図11 症例8

**ⓐ** 造影T1WI

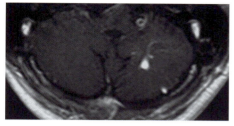

**ⓑ** 造影T1WI

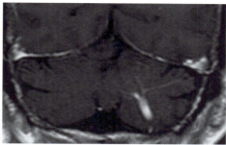

**ⓒ** SWI

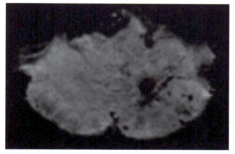

**ⓓ** SWI

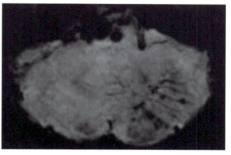

症状なし。静脈奇形と診断された例。
ⓐ, ⓑ：傘の骨状の血管が造影される。ⓑは冠状断像。
ⓒ, ⓓ：静脈奇形はBOLD効果による著明な低信号を示す。

## 静脈奇形（developmental venous anomaly）（図11）

Venous anomalyは，以前は静脈性血管腫（venous angioma）とよばれたもので，CTやMRIで偶然発見されます。「心配ご無用」だと知っておきたい血管奇形です。

### ■ 画像所見として

髄質静脈の1本～数本がやや拡張して合流し，太い筆でスーッと描いたような太い静脈になり，静脈洞に入ります。"Caput Medusae"とか"傘の骨"というふうに表現される特徴的な形態で，多くの人が違和感を覚えるようです。「これ，なんでしょうか？ 放っておいていいですよね？」と質問されることがあります。出血や破裂することはなく治療の対象になりません。正常の脳組織からの還流静脈なの

でむしろ放っておいてくださいというべきものだそうです．造影T1WIでこのような太い血管が描出された際には，susceptibility weighted image（SWI）を追加するとblood oxgenation level dependent（BOLD）効果によって低信号になり，静脈であることがわかります．

**もう少し知りたい人に**

### BOLD効果とは？

動脈血では酸素と結合したオキシヘモグロビン（oxy-Hb）が多く含まれていますが，組織で酸素を供給した後の静脈血にはデオキシヘモグロビン（deoxy-Hb）が増えています．Deoxy-Hbは常磁性体ですので周囲の磁場は乱れて不均一になり，T2*短縮効果が生じて特にgradient echo（GE）法では著明な低信号になります．これをBOLD効果とよびます．なにかの作業をして脳の一部を活動させると（賦活化する），一見，酸素を消費してこの部分から還元する静脈血のdeoxy-Hb濃度は高くなると思われがちですが，意外や意外，逆なのです．活動している部分の局所血量は増加して逆にoxy-Hb濃度が上昇するそうです．

### SWIとは？

GRE法によるT2*WIに位相差による信号低下などを加味して，磁化率効果をさらに強調した画像です．

SWIはBOLD効果が著明に現れ，細い静脈まで著明に低信号として描出されます．安静時の撮像で，静脈奇形の特徴的な形態は著明な低信号で表されます．

## 救急脳疾患MRI読影の基本事項は いつも押さえておこう

- 病変分布に特徴があるか？
- 動脈の支配領域と一致するか？
- 細胞性浮腫か血管性浮腫か？
- DWIで高信号だった場合，ADCは本当に低下しているか？（T2 shine throughの可能性はないか？）

### 文献

1) 前原忠幸，土屋一洋：Posterior reversible encephalopathy syndrome；PRES．ちょっとハイレベルな頭部疾患のMRI診断，秀潤社，2008．p356-7．
2) Marc Doelken, Stefan Lanz, Janine Rennert, et al：Differentiation of cytotoxic and vasogenic edema in a patient with reversible posterior leukoencephalopathy syndrome using diffusion-weighted MRI. Diagn Inverv Radiol 2007; 13: 125-8.
3) K.J.Ahn, W.J.You, S.L.Jeong：Atypical manifestations of reversible posterior leukoencephalopathy syndrome：findings on diffusionimaging and ADC mapping. Neuroradiology 2004; 46: 978-83.
4) 佐々木真理，藤原俊朗：頭部領域での拡散強調画像の臨床．日獨医報 2005；50（4）：p29-35．
5) 長沼周治，西村　浩，内田政史，ほか：骨軟部領域での拡散強調画像の臨床応用．日獨医報 2005；第50（4）；p48-59．
6) 宮坂和男：脳・脊髄血管造影マニュアル．南江堂，1999．p99-136．
7) Provenzale JM, et al：Dural sinus thrombosis：sources of error in image interpretation. AJR Am J Roentogenol 2011; 196: 23-31.

# 2章 脳

## ●頭部外傷

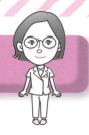

### 頭部外傷とMRI

　高エネルギー外傷では，まず外傷パンスキャンとよばれる頭部単純CTを含む全身CTが施行され，状況に応じて頭部MRIが追加されています。

### 頭蓋骨内では，直接の外力・慣性力・回転運動・頭蓋骨の歪みによる損傷がある[1]

　頭部外傷を考えるうえでは，脳は，硬い容器に入り周囲を少量の水で浸された豆腐のようなものです。硬い頭蓋骨で守られつつ，骨にぶつかることによっても損傷する特徴があります。出血や傷のあるところ，円蓋では骨折のあるところが外力の直接加わった損傷部です。頭蓋骨の歪みによって頭蓋底にも骨折や脳実質の損傷を生じます。のみならず，慣性力によって軟らかい脳が頭蓋骨の内側に衝突し，ここにも損傷が生じます。これを**反衝損傷（contre-coup injury）**とよびます。特に脳挫傷・外傷性くも膜下出血・急性硬膜下血腫などは打撲部の反対側にも生じます。水平断像で見つけやすい側面や前後のみならず，冠状断や矢状断像の観察も必要です（表1）。

　また，頭部は骨–硬膜–くも膜–軟膜，脳実質–脳室といった層状構造であり，損傷した血管や組織によって出血の分布や形態が異なります。頭蓋骨の外側には反衝損傷は生じませんので，肉眼的な裂傷やCT，MRIでわかる頭蓋骨より外側の血腫などは外力が直接加わったところを示します。頭部外傷でもやはり基本解剖は大切ですね。

## 表1 診断名と損傷部位

| 診断名 | 部位 |
| --- | --- |
| ❶ 皮下血腫 | 頭皮と帽状腱膜の間 |
| ❷ 帽状腱膜下血腫 | 帽状腱膜と骨膜との間 |
| ❸ 骨膜下血腫 | 骨膜と頭蓋骨外板の間 |
| ❹ 頭蓋骨骨折 | 頭蓋骨 |
| ❺ 急性硬膜外血腫 | 頭蓋骨内面と硬膜との間（dura-skull interface） |
| ❻ 急性硬膜下血腫 | 硬膜とくも膜の間（dura-arachnoid interface） |
| ❼ 急性硬膜下水腫 | 同上 |
| ❽ くも膜下出血 | くも膜と脳表の間（subarachnoid space） |
| ❾ 脳挫傷 | 脳実質 |
| ❿ びまん性軸索損傷 | 脳実質 |
| ⓫ 脳室内出血 | 脳室 |

## 硬膜外血腫か硬膜下血腫かを見分けるには？

まず血管の場所を確認しましょう（図1）。

### 急性硬膜外血腫（acute epidural hematoma）（図2）

多くは，骨折に伴って生じます。頭蓋骨内面には硬膜動静脈を容れる溝があります。硬膜は厚く強靱な膜で，硬膜の外層は頭蓋骨の内側の骨膜と一体化しています。骨折とともに，硬膜動脈・静脈，板間静脈，静脈洞などが損傷されると，骨と硬膜との間に血腫ができることがあります。特に**側頭骨骨折に伴う中硬膜動脈損傷は，急性硬膜外血腫の原因として最多**です。硬膜と頭蓋骨は固着しており，硬膜外血腫は硬膜と骨の接合面を押し広げるようにして形成されます。このため形状は両凸型で強い圧力をもった出血を示唆し，**骨縫合線は越えませんが大脳鎌や小脳テントは越えるという特徴**があります。

## 図1 硬膜，くも膜の肉眼所見

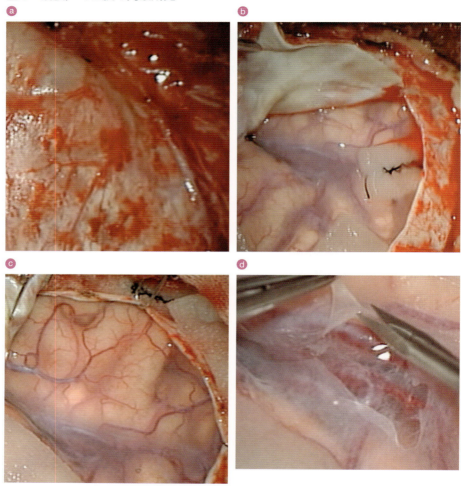

(写真は岩手県立中部病院脳神経外科　樫村博史先生のご厚意による)

- ⓐ：頭蓋骨を開放，硬膜に豊富な血管あり。
- ⓑ：硬膜の裏（脳側）は真っ白で血管はない。
- ⓒ：半透明のくも膜の奥に血管と脳表が透見される。
- ⓓ：くも膜は白く血管はない。くも膜の外層を切り開くとくも膜小柱（trabecula）による網状構造と透明な脳脊髄液を入れるくも膜下腔に達する。血管は trabecula に包まれ支持されている。

### 図2 症例1

**ⓐ** 単純CT 受傷当日

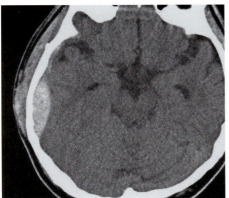

**ⓑ** MRI T1WI 受傷5日後

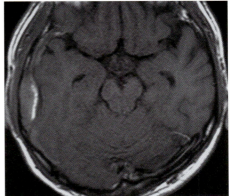

**ⓒ** T2WI 受傷5日後

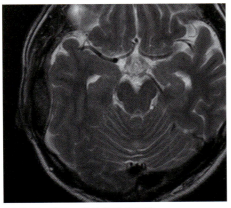

**ⓓ** 単純CT骨条件冠状断像 受傷5日後

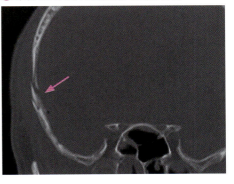

20歳代，男性。急性硬膜外血腫。
- ⓐ：両凸レンズ型の硬膜外血腫あり。骨の外側には帽状腱膜下血腫あり。
- ⓑ：血腫は脳実質と等信号だが辺縁部に高信号が出現し，常磁性体によるT1短縮効果を示す。
- ⓒ：著明なT2短縮は急性期血腫のdeoxy-Hbの磁化率効果である。
- ⓓ：右側頭骨に骨折を認める（→）。直接打撲した部分である。

## 急性硬膜下血腫（acute subdural hematoma）（図3）

　硬膜とくも膜は密着していますが癒着はありません。手術の際には硬膜のみを切開しくも膜を損傷せず残せるそうです。硬膜下腔は外傷に伴って血液が溜まりやすい場所で，三日月状で脳表に接して広範に広がる傾向があります。骨縫合線は越えますが大脳鎌や小脳テントは越えません。急性と慢性硬膜下血腫は成因も性状も

## 図3 症例2

**ⓐ** MRI T1WI 受傷3日後

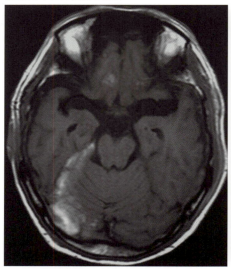

**ⓑ** MRI T1WI 受傷3日後

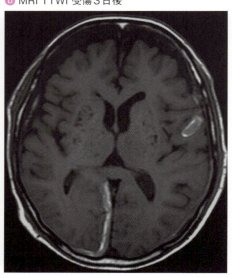

**ⓒ** MRI T1WI 受傷3日後

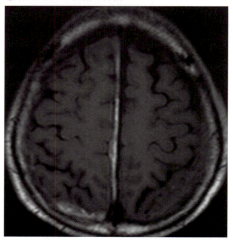

80歳代,男性。急性硬膜下血腫,脳内出血。
**ⓐ〜ⓒ**:大脳鎌右側から右小脳テント上に沿って硬膜下に血腫が広がっている。常磁性体によるT1短縮効果を示す。脳内出血も多発していた。

### 図3 つづき

**d** T2WI　　**e** FLAIR像

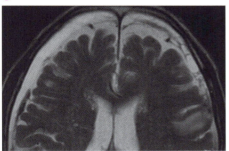
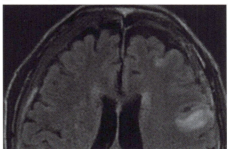

**d～e**：くも膜が顕在化している。両側硬膜下水腫あり。FLAIR像で髄液よりやや信号が高く軽度血性を疑う。

まったく異なります。急性硬膜下血腫の原因として，まず直接の外力や反衝による脳挫傷部からの出血が挙げられます。従って**急性硬膜下血腫と脳挫傷・外傷性くも膜下出血は多くの場合で併存します**。次に頭蓋骨と脳の回転運動のずれにより架橋静脈が引っ張られて出血することがあります。

### 急性硬膜下水腫（subdural effusion/subdural fluid collection）（図4）

　硬膜下には透明ないしキサントクロミー程度の液体が貯留することがあります。外傷によってくも膜が裂け，脳脊髄液が硬膜下腔に流れ込むのではないかとされています。通常は後日吸収されますが，徐々に増大したり，血性になることもあります。

#### ビギナーズメモ

**硬膜下血腫とくも膜下出血を見分けるには？**

　脳溝やシルビウス裂内に出血があればくも膜下出血（subarachnoid hemorrhage；SAH）と判断できます。

## 図4 症例3

**ⓐ 単純CT 受傷直後**

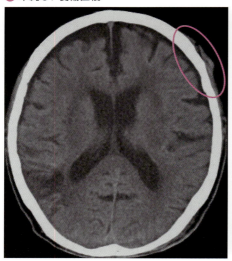

**ⓑ MRI T1WI 1カ月後**

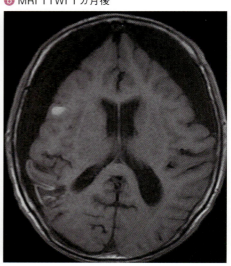

**ⓒ MRI T2WI 1カ月後**

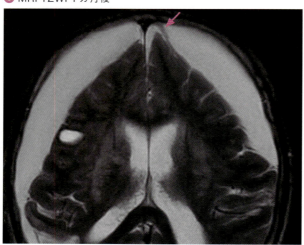

80歳代，男性．外傷性硬膜下水腫．
ⓐ：左前頭部に皮下血腫（◯）あり．
ⓑ，ⓒ：脳表は硬膜下水腫に圧迫され平坦化して脳溝は狭い．水腫の中に認める架橋静脈（→）は脳表に圧排されており，ほかの血管は認めない．上大脳静脈などの血管はすべて脳表に押しつけられている．右前頭葉にT1，T2WIともに高信号の血腫あり．遊離met-Hbを含む亜急性期血腫と考えられる．

### 図5 脳萎縮

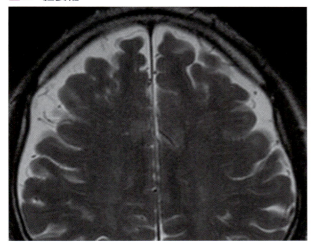

拡大したくも膜下腔内に蛇行する血管がみえる。脳萎縮に伴い，くも膜下腔が拡大していることを示す。

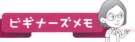

### 硬膜下水腫と脳萎縮を見分けるには？（図4，5）

　CTやMRIでは硬膜下水腫とCSFには色の違いがありませんが，どうやって見分ければいいでしょうか？　脳回・脳溝・脳室が形とバランスを保ったまま拡張していれば萎縮，脳溝がむしろ狭小化し脳回が平坦化していれば，硬膜下水腫で圧迫されていると考えられます。さらに血管にも注目してみます。脳の主幹動脈とその分枝，上/下大脳静脈と分枝などはくも膜小柱とCSFからなるくも膜下腔を走行します。脳萎縮ではこれらの血管は広くなったくも膜下腔の水の中でゆったりと蛇行していますが，硬膜下水腫では逆に脳表に押しつけられます。外くも膜を貫通し静脈洞に鋭角に入る短い部分は架橋静脈とよばれ，この部分は硬膜下腔にあります。

## 脳挫傷・外傷性くも膜下出血・急性硬膜下血腫は"三身一体"

　直接外力が加わった部分および対側で，これらはしばしば3つ同時に認められます。慎重な経過観察を要します。表在の損傷のみならず，びまん性軸索損傷など広範囲な損傷を伴っている場合もあります。

### 脳挫傷（brain contusion）（図6～8）

　脳内の出血と浮腫が混ざった像になるため，CTでは境界不明瞭な低吸収のなかに高吸収域が多発し，"salt and pepper"とよばれてきました。MRIも浮腫に対応して**T2WIやFLAIR像で高信号，T2*WIやSWIで出血による低信号がみられます**。軽度の挫傷や出血はCTでは判然としないことも多く，脳溝が不明瞭など軽微な所見が大切です。T2WIやFLAIR像は骨が邪魔にならず，頭蓋底の分厚い骨の近くでも有用です。T2*WIやSWIは頭蓋底では磁化率の差による歪みに弱いものの，圧倒的なコントラストの高さでCTを凌駕しています。軸索損傷の描出にもMRIが有用です。

### 図6 症例4

**ⓐ 単純CT**

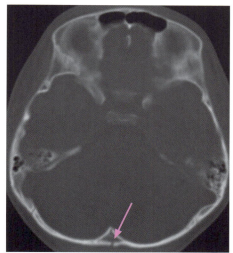

**ⓑ 単純CT**

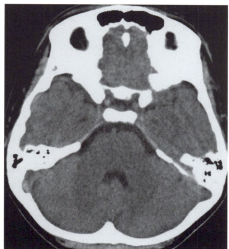

**ⓒ MRI T1WI**

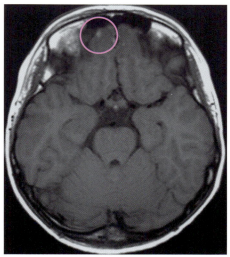

**ⓓ MRI FLAIR像**

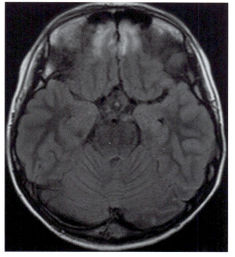

10歳代，男性。
ⓐ, ⓑ：骨条件表示で後頭骨骨折あり（→），直接打撲部位である。CTでは脳挫傷を指摘できない。
ⓒ：前頭葉に微細な高信号を認める（○）。
ⓓ：前頭葉底面に脳挫傷によるT2延長域を認める。前頭洞や頭蓋底への衝突による反衝損傷である。

### 図7 症例5

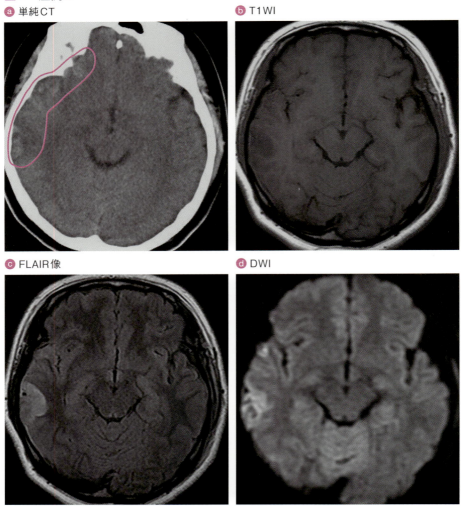

ⓐ 単純CT  
ⓑ T1WI  
ⓒ FLAIR像  
ⓓ DWI

20歳代，女性。脳挫傷。
ⓐ：右側頭葉の皮質〜皮質下白質にsalt & pepperを認める（◯）。脳挫傷の所見である。
ⓑ：皮質と等信号で指摘は難しい。
ⓒ, ⓓ：挫傷部は高信号である。

### 図7 つづき
**e** T2*WI  **f** SWI

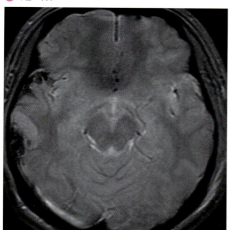
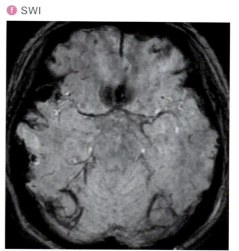

**e, f**：T2*WIおよびSWIでは，右側頭葉の挫傷部は磁化率効果による著明な低信号を示す。SWIでは左前頭葉皮質〜皮質下白質にも磁化率効果を認め，ほかのシーケンスでは描出されない挫傷を疑う。

### 外傷性SAH（図8, 9）

　直接打撲した部位および対側に生じた脳挫傷部の動脈や静脈からの出血です。FLAIR像はSAHの検出率も高い撮像法ですが，脳浮腫やうっ血で脳溝が狭いときにも線状の高信号になり，偽陽性があります。**T2*WIやSWIで確認しましょう**。

### 図8 症例6

**a** 単純CT

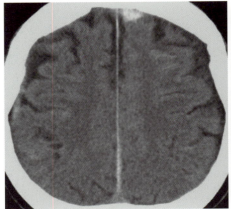

**b** FLAIR像

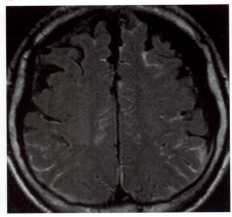

**c** T2*WI

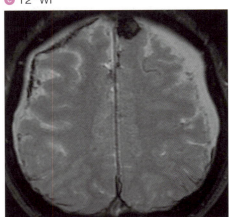

70歳代，男性。脳挫傷，外傷性SAH，急性硬膜下水腫。

- **a**：左前頭骨直下に血腫あり。脳表に沿ったわずかな高吸収が散在している。
- **b**：脳表，脳溝に沿った高信号を認める。
- **c**：特に右くも膜下腔と左前頭部の血腫に磁化率効果を認める。硬膜下水腫は正常のCSFと等信号である。

## 図9 症例7

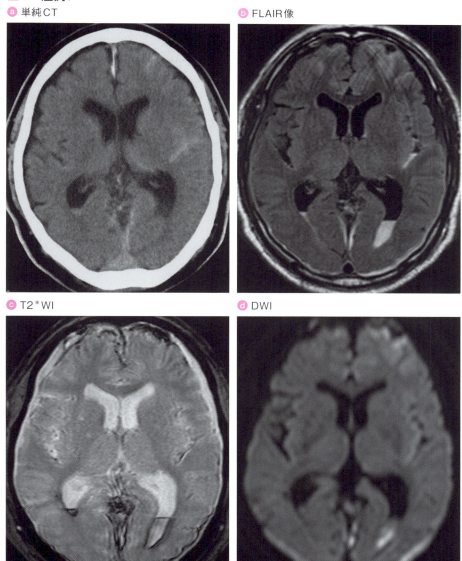

ⓐ 単純CT
ⓑ FLAIR像
ⓒ T2*WI
ⓓ DWI

70歳代，男性。急性硬膜下血腫，外傷性SAH，脳挫傷，脳室内出血。
ⓐ：大脳鎌に沿った高吸収，左前頭側頭葉の脳溝の不明瞭化と線状の高吸収を認め，SAHと軽度の脳浮腫を疑う。
ⓑ～ⓓ：両側前頭部のくも膜下腔やGalen脳槽，大脳半球脳表に沿った出血を認める。両側側脳室後角内にも出血効果を認め背側に沈んでいる。DWIで血腫は高信号を示し，左前頭葉皮質皮質下の挫傷も軽度高信号に描出されている。

### 図10 症例8

ⓐ 単純CT

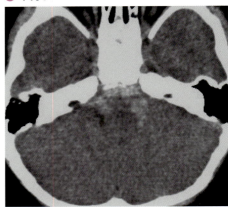

ⓑ T2WI

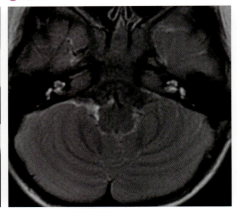

ⓒ T2WI矢状断像

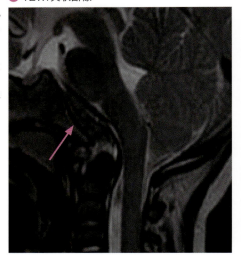

乳幼児。Traumatic retroclival epidural hematoma。交通外傷。後部座席のチャイルドシートにいた。嘔吐，後頸部を痛がる様子をみせた。
ⓐ：斜台背側延髄腹側に高吸収の血腫を認める。
ⓑ：血腫は低信号。正常ではこの部分にCSFによる高信号がみえるはずである。
ⓒ：斜台背側に低信号の血腫を認める（→）。急性期の血腫である。

## Traumatic retroclival epidural hematoma（図10）

　小児に特徴的な頭部外傷を1つ紹介します。頭蓋底はうっかりすると見落としやすい部分です。筆者は画像診断のプロですのですぐに気が付きました……が，正直にいうと硬膜外か硬膜下かで迷いました。小児では頸部の過伸展や過屈曲により斜台を覆う蓋膜が損傷し，骨折を伴わない硬膜外血腫を生じることがあるそうです。脳底静脈叢や髄膜下垂体動脈幹背側硬膜枝などからの出血と考えられており，骨折

は伴わずに出血をきたします。なお軸椎の横走する低信号帯は，歯突起下軟骨結合という正常構造であり骨折ではありません。

 **各撮像法の特徴をまとめてみよう**

　この章の最後に，DWI，FLAIR像，T2*WI，SWIの各特徴を振り返りながら，どんな脳疾患・外傷に有用であるかをまとめてみましょう。

### DWIは水分子の拡散低下によって高信号になる

- 超急性期～急性期の脳梗塞（細胞性浮腫）
- 急性期の血腫
- 粘稠度が高い液体（膿瘍）
- 細胞密度の高い腫瘍やリンパ節

### FLAIR像は軟髄膜やくも膜下腔の異常に感度が高く，脳表・脳溝が高信号になる

- くも膜下出血
- 髄膜炎
- 脳浮腫，うっ血
- 腫瘍の播種

### T2*WIとSWIは磁化率効果を強調する

　鉄を含む出血崩壊産物などの磁性体があると磁場が非常に不均一になり，特にT2*WIとSWIでは特徴的な低信号を示します。微小出血・脳挫傷・軸索損傷の検出・出血性梗塞の予測に有用です。SWIは静脈血のdeoxy-Hbによる磁化率効果も描出するので静脈も低信号になり，若干煩雑な感じですが感度は高い方法です。

### 文献

1) 児玉南海雄：血液脳関門と脳浮腫．標準脳神経外科学．医学書院．2017. p158.
2) 小笠原靖，樫村博史，吉田　純，ほか：Traumatic retroclival epidural hematomaの小児例．岩手県立病院医学会雑誌 2017; 57(1): p55-7.

## こんな患者さんが来たら？ NEXT

- 腰痛
- 発熱
- 頸部痛
- 背部痛
- 下肢痛
- 上肢・下肢のしびれ
- 感覚低下
- 四肢麻痺
- 下肢麻痺
- 膀胱直腸障害

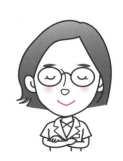

# 3章

## 脊椎

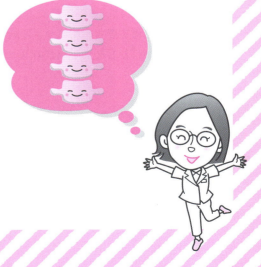

# 3章 脊椎

## ●骨と椎間板

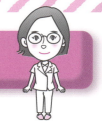

### 脊椎とMRI

　脊椎は頭部と並んでMRIが最も早くから有用とされ，検査数も多い領域です。**急性発症の腰痛，発熱，麻痺などで緊急MRIもかなり撮像されています。**なかには，緊急照射や除圧，ステロイドパルス療法などを要する例もあります。また，日常的によくみるが"知っているようでいて知らない，簡単なようでいて簡単でない"以下のような鑑別診断についても考えてみましょう。

- 神経鞘腫か，disc sequestrationか？
- 転移か，Schmor結節か？
- 椎間板炎か，椎間板の変性による液体貯留か？
- Osteoporosisによる圧迫骨折か，転移性腫瘍による骨折か？
- 骨髄炎か，椎体の変性か？
- 脂肪髄の中に残った造血髄か，腫瘍か？

### 脊椎の読影には，年齢や個人差による違いの知識が必須（図1）

　骨や椎間板のMRIは，まず年齢による違いや個人差が大きいことを考慮する必要があります。**治療を要する所見か生理的変化や変性かの判断は，基本的なことでありながら難しいこともあり，複数の画像情報を統合して考える必要があります。**

#### ▍骨について[1, 2]

　リン酸カルシウムによる高吸収をみているX線検査に対して，**MRIは骨髄をみています。**骨髄には赤色髄（造血髄）と黄色髄（脂肪髄）があります。生下時にはほとんどが赤色髄ですが加齢とともに黄色髄に置き換わっていきます。**脂肪はT1WIおよびT2WIで高信号を示します。**画像表示の"階調"が同じであれば，特にT1WIで高齢者の骨髄のほうが若年者よりも高信号です。画像診断ビギナーの皆さんも画像表示の"階調"はすでにご存じですよね[3]。

### 図1 症例1

**ⓐ** T1WI　　**ⓑ** T2WI

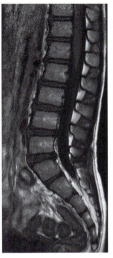
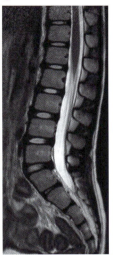

8歳，女子。正常。

　**脂肪髄への転換（bone marrow conversion）**は四肢の長管骨末梢からはじまりますが，その時期は部位によって異なり，また，均一に起こるとは限りません。脂肪髄化は加齢のほかに，照射後，化学療法などでも起こり，**T1WIでは照射野に一致した高信号化を示します**。逆に，慢性貧血，低酸素，びまん性骨髄疾患などで造血髄の需用が高まった状態や，造血因子（granulocyte colony stimulating factor；G-CSF製剤）投与では，**造血骨髄への再転換（reconversion）**が起こります。

## 椎間板について[2]（図2, 3）

　椎間板は線維軟骨組織で，中心の髄核と周囲の線維輪よりなります。髄核は水とプロテオグリカンを大量に含み，小児では含水量は80～90%程です。上下の椎体との境界には軟骨終板があり椎間板と骨を結合しています。1～2mm厚の硝子軟骨で加齢などにより変性すると軟骨や隣接する骨髄にさまざまな影響を与えます。T2WIで椎間板内に水平な低信号をみることがあります。「これはなに？」と聞かれて「はて，そういわれれば」という程度のあまり意識していない所見で30歳以降では80%以上に認められるといわれます（図3）。椎間板高の減少やT2WIの信号強度低下よりも早期に出現する変性といわれています。

# 脊椎の診断には脂肪抑制画像が必須

## 骨の信号強度

前述のとおり骨髄には脂肪がかなり含まれています。赤色髄は約6割が造血細胞で4割が脂肪，脂肪髄は95%が脂肪だそうです[1]。**脂肪はT1強調画像でもT2強調画像でも高信号の組織ですよね**。造血髄と脂肪髄の信号強度を示しましたが(表1)，分布が不均一な場合信号強度は不均一になります。**炎症や骨折に伴う浮腫，骨挫傷，腫瘍などの多くの病変はT1およびT2緩和時間が延長し，T1WIで低信号，T2WIで高信号を呈します**。異常として指摘するためにはベースの骨髄とのコントラストが必要ですが，脂肪髄の存在によって病変が隠れたり，脂肪髄と造血髄の分布が不均一で解釈が複雑になったりします。そこで，診断のためには邪魔だから信号を消してしまおう，というのが**脂肪抑制画像**です(表2)。

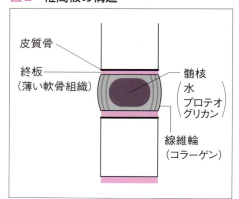

図2　椎間板の構造

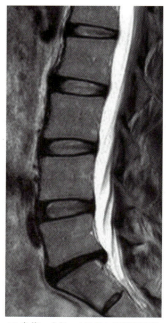

図3　症例2
T2WI

40歳代，女性。L5/S1椎間板変性による高さの減少と信号低下を認めるL1/2〜L4/5椎間板内の帯状低信号は早期の変性と考えられる。

表1　造血骨髄と脂肪髄の信号強度

|  | T1WI | T2WI |
|---|---|---|
| 脂肪髄 | 高信号 | 高信号 |
| 造血髄 | 低信号 | 低信号 |

### 表2　脂肪抑制画像が有用な場合

- 脂肪髄への転換には個人差があり，部分的な脂肪髄化があると骨髄の信号強度が不均一になる．T1WI，T2WIともに高信号であれば脂肪を含む可能性が高く，さらに**脂肪抑制によって信号が下がれば脂肪髄**と判断できる（図4）．
- T2WIではT2延長病変は骨髄脂肪の高信号でマスクされてしまうが，**脂肪抑制によってT2延長病変の高信号が浮き上がってくる**（後述，図10）．
- 単純T1WIで低信号の病変が骨髄よりも強い造影効果を示す場合，造影T1WIでは周囲の骨髄と等信号になってしまうが，（単純と造影を見比べればわかるとはいえ）**脂肪抑制造影T1WIにすれば多血性病変の造影効果が明瞭化**する．
- 骨髄信号が不均一な場合，T1WIで脂肪髄による高信号のなかにみられる低信号域は，病変なのか造血髄なのかに迷うことがある．脂肪抑制法の１つである**chemical shift imaging**が有用である．造血髄は造血細胞のほかに脂肪も含んでいるため，造血髄であればout of phase画像ではin phase画像よりも信号が低下する．脂肪を含まない腫瘍では信号の変化なし．

### 図4　症例3

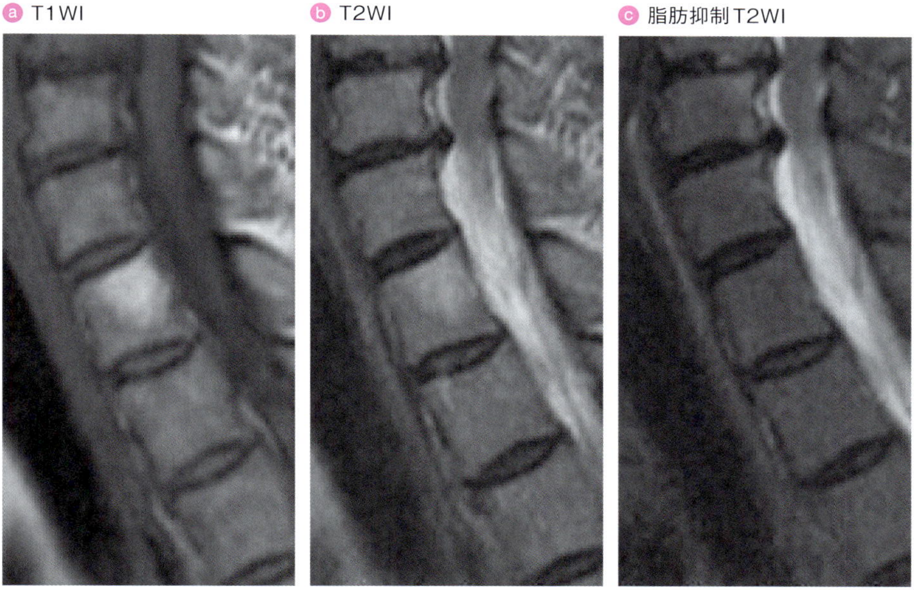

**ⓐ** T1WI　　　**ⓑ** T2WI　　　**ⓒ** 脂肪抑制T2WI

40歳代，女性．
ⓐ，ⓑ：Th1椎体にT1WI，T2WIで高信号域あり．
ⓒ：脂肪抑制T2WIで信号は低下し周囲と同等になり，脂肪髄の偏在とわかる．

## 救急MRIで偶然見つかっても心配ないが，ときに腫瘍との鑑別を要する所見

　以下のような所見は偶然見つかる頻度が比較的高いものです。知っていると慌てずにすみます。

### ■骨島（bone island）（図5）

　緻密骨が海綿骨内に異所性に存在するもので，限局した硬化像です。**T1WI，T2WIともに境界明瞭で著明な低信号を示し，CTでは著明な高吸収を呈します。**これらの所見は皮質骨と同等で，多発することもあります。硬化型骨転移との鑑別点として，骨島の辺縁にはspiculationや毛羽立ちがみられ，骨シンチグラフィーで異常集積はみられないなどが挙げられます。

### ■海綿状血管腫（cavernous hemangioma）（図6）

　偶然に見つかることの多い脊椎の良性病変です。まれに病的骨折の原因にもなりえますが，通常は無症状です。海綿状に拡張した血管腔に血液が貯留し，周囲にさまざまな程度に脂肪を含有します。T2WIでは水分を反映して高信号が多いものの，MRIでは粗な骨梁と血管腔の血液，脂肪によって低～高信号が混在します。脂肪が豊富な場合はT1WIで高信号を呈します。**腫瘍と迷う場合には，椎体の低信号の縦縞模様やCTの水平断像でpolka dot sign などの特徴的な像が参考になります。**骨梁が減少し粗造化して残りが肥厚したものを表しています。ちなみにpolka dotとは水玉模様だそうで，限局性の透亮像のなかに点状の高吸収が多発するさまを例えています。

### 図5 症例4

**ⓐ** T1WI　　**ⓑ** T2WI　　**ⓒ** 単純CT

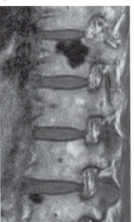
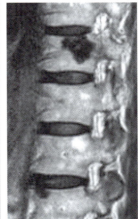
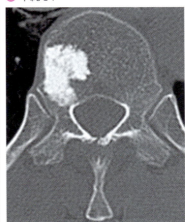

60歳代，女性。Th11，L2椎体の骨島，6年前と変化なし。
ⓐ，ⓑ：Th11，L3椎体に境界明瞭でやや不整な無信号域あり。
ⓒ：境界明瞭な硬化像の辺縁は毛羽立ったようにみえる。

### 図6 症例5

**ⓐ** T1WI　　**ⓑ** 脂肪抑制T2WI　　**ⓒ** 単純CT

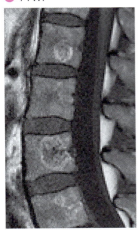
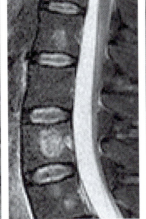
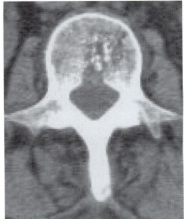

50歳代，女性。L1，L3椎体海綿状血管腫。
ⓒ：polka dot signを認める。

## 加齢による変性を考慮しつつ読む

### 椎間板の加齢に伴う変性の所見は？

#### ■ 含水量の減少と菲薄化 [4)]

　加齢によって保水能力の高いプロテオグリカンは減少し，みずみずしさが失われます。T2WIでは含水量の減少を反映して椎間板の信号強度は低下します。線維輪にはコラーゲンが豊富に含まれていますが加齢によって減少します。このようにして加齢とともに椎間板は菲薄化してきます。

#### ■ 椎間板の液体貯留

　変性した椎間板の亀裂部(cleft)には，液体が貯留することがあります。化膿性脊椎炎椎間板炎と紛らわしいこともあります。

#### ■ 真空現象(vacuum disc phenomenon)

　高齢者ではX線CTで，しばしば椎間板内にガス像がみられます。「化膿性椎間板炎？　よもやガス産生菌！？」と慌てなくても大丈夫です。ほとんどの場合，加齢に伴う変性によって生じる所見です。脊柱の動きに伴う過伸展などで変性した椎間板内が陰圧になり，組織水分に含まれる窒素が気化したもので，vacuum discとよばれます。MRIでは気体は無信号ですが，椎間板変性(spondylosis)による低信号に紛れてしまいCTのようには目立ちません。

### 椎間板の変性は骨の変性にも影響する

#### ■ 終板のerosion

　成人では椎間板自体に直接入る動脈はなく，椎体から軟骨終板を介して血液が供給されます。腰をひねるなどさまざまな動作で軟骨終板に傷が付くと，血流が悪くなり椎間板の変性を助長します。椎間板の変性は骨の変性にも関与し，椎間板直下または直上の椎体終板の破壊をもたらします。

### 図7 症例6

 T1WI   T2WI

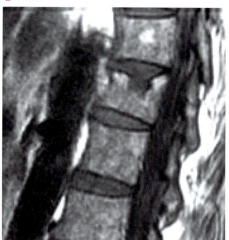
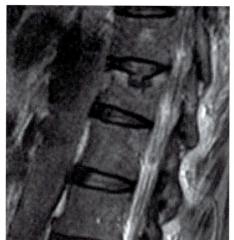

30歳代，男性。Th12椎体上面にSchmorl結節を認める。

## ■ Schmorl結節（図7）

終板のerosionと骨の欠損が生じると，椎間板が椎体内に脱出し椎体内ヘルニアが生じます。通称Schmorl結節とよばれます。

## ■ 椎体の変性（図8）

Schmorl結節周囲の骨髄には，浮腫や炎症，硬化などが起こります。骨棘形成も加齢によって高頻度にみられる変化です。Modicの分類は[5]，椎間板の変性に伴って隣接する椎体終板下の骨髄に生じる変性を，病理組織によって分けたものです（表3）。MRIでは3つの信号パターンに対応します。1型は血管豊富な結合織でガドリニウム製剤による造影増強効果が認められるため，腫瘍や炎症などと勘違いしないようにしましょう。

## 図8 症例7

**ⓐ** T1WI　　　　　　　　　　　　　**ⓑ** 脂肪抑制T2WI

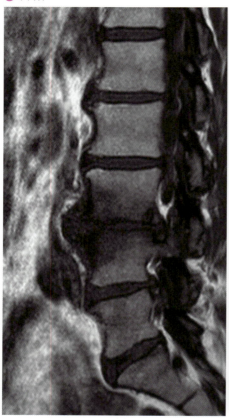
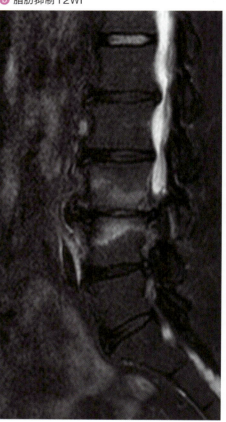

50歳代，女性。L3，L4椎体の変性（Modic type 1）。

## 表3　Modicの分類

|  |  | T1WI | T2WI |
|---|---|---|---|
| 1型 | fibrovascular degeneration<br>血管豊富な線維組織が椎体内に増生したもの | 低信号 | 高信号 |
| 2型 | fatty degeneration<br>脂肪髄化 | 高信号 | 高信号 |
| 3型 | discogenic sclerosis<br>骨硬化 | 著明な低信号 | 著明な低信号 |

### 図9 症例8
ⓐ 単純CT　　　　　　　　　　　ⓑ T2WI

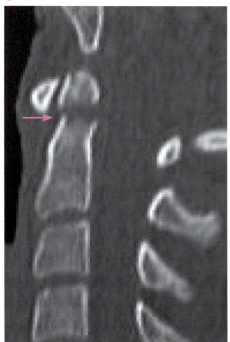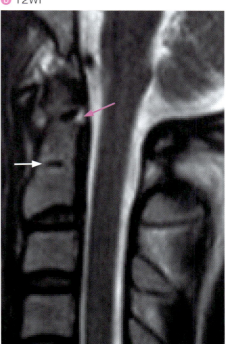

10歳代，女性。交通外傷。麻痺はなかった。軸椎歯突起骨折を認める（ⓐ，ⓑ →）。

## 脊椎外傷のMRI [6)]

　高エネルギー損傷では，外傷パンスキャンとよばれる全身CTで脊椎損傷も評価されます。頸椎レベルの外傷で頻度が高いのは歯突起骨折です（図9）。過伸展によって特に歯突起に過剰な力が加わるためと考えられています。**歯突起下軟骨結合はT2WI矢状断像で，短軸方向の帯状の低信号帯として認められます**（図9 ⓑ ⇨）。骨折と勘違いしないようにしましょう。

　MRIは，X線で描出できない脊髄損傷や靱帯損傷，骨挫傷などが疑われる場合に有用です。また，骨粗鬆症を背景とする高齢者は，室内での転倒などの軽微な外傷でも脊椎の圧迫骨折をきたします。特に可動域の大きいTh12〜L2椎体は好発部位といわれています。

表4　MRIにおける骨粗鬆症と腫瘍の鑑別点

骨粗鬆症に伴う脆弱性圧迫骨折を疑う所見
- 新鮮圧迫骨折では骨髄浮腫により脂肪抑制T2WIで高信号を示す
- 骨片の後方への突出，偏位，角がある
  （急激に加わった強い力によって骨皮質が破壊され骨片が突出する）
- 骨内のfluid collection（液体徴候）やガス像（骨壊死巣に貯留した液体や気体）
- 椎体上面や下面近くの低信号帯（仮骨を反映する）
- 慢性期には周囲の椎体と同様の元の信号強度に戻る

腫瘍に伴う圧迫骨折を疑う所見
- 椎体以外に椎弓根や後方成分にも異常信号がある
- 骨周囲に突出した軟部腫瘤
- 椎体後面の凸面形成（どことなく充実性腫瘍のvolumeを感じる）

## 骨粗鬆症による圧迫骨折か腫瘍かの見分け方[7]（表4）

### 骨粗鬆症性圧迫骨折（compression fracture due to osteoporosis）（図10〜13）

　脆弱性圧迫骨折は胸腰椎移行部を中心に，胸椎から腰椎に好発します。通常椎体の前方部分に多く認められ，早期には特に椎体の上縁や下縁に近い部分に若干のcompressionを生じます。骨折の早期には骨髄の浮腫が起こりますが，単純X線像やCTではこれを描出することはできません。MRIは浮腫性変化に感度が高く，T1WIで軽度低信号，脂肪抑制T2WIではやや高信号になります。骨粗鬆性圧迫骨折の早期には造影効果を認める場合もあり，腫瘍との確実な鑑別点にはなりません。

　脆弱性圧迫骨折では潰れた骨の辺縁に角があることが多く，腫瘍との鑑別点の1つになります。1カ月くらいで信号は明瞭化し椎体高の減少も認められ，椎体前方の楔状変形，椎体中央部の陥没などをきたします。椎体内に液体貯留をきたすこともあります。古い圧迫骨折は，周囲椎体と同様の信号強度に戻っていることもありますが，全体に扁平化し圧壊されたcompact boneに対応してT1およびT2WIで著明な低信号の場合もあります。

　DWIも骨粗鬆症性圧迫骨折と腫瘍の鑑別に有用です。骨粗鬆性骨折ではDWIの信号はおおむね不変で，わずかな信号上昇を示すことはあってもADCは通常低下していません。DWIでなにも描出されなくてもよいのです。それが拡散低下のないことを示す所見ですから（図12）。

## 図10 症例9

ⓐ T2WI　　ⓑ 脂肪抑制T2WI

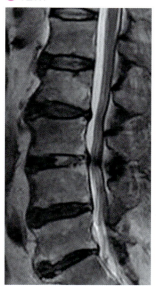
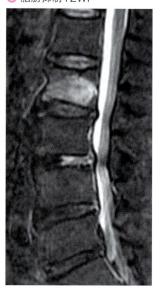

80歳代，男性。床が抜けて1メートルほど落下10日後。L2椎体前方部分のわずかな圧潰あり。浮腫によるT2延長域は脂肪抑制で明瞭化し，圧迫骨折早期である。

## 図11 症例10

ⓐ T1WI　　ⓑ T2WI　　ⓒ 脂肪抑制T2WI

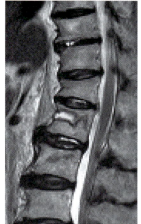
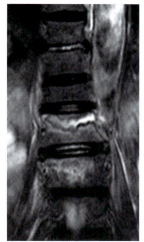

90歳代，女性。5日前に転倒後から腰痛で歩けなくなった。Th12は楔状型で信号強度は正常である（陳旧性圧迫骨折）。L1，L2骨浮腫（圧迫骨折早期），L1椎体内にfluid collectionを認める。

### 図12　症例11

ⓐ 脂肪抑制T2WI　　　ⓑ DWI

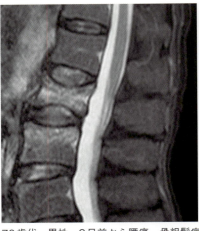
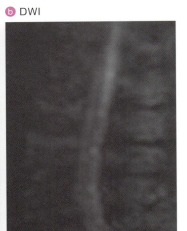

70歳代，男性。2日前から腰痛。骨粗鬆症による圧迫骨折であった。
ⓐ：L2，3椎体に骨浮腫によるT2延長，L3椎体中央部の陥凹を認める。
ⓑ：異常な高信号は認めない。

### 図13　症例12

ⓐ T1WI　　　ⓑ 脂肪抑制T2WI　　　ⓒ CT MPR矢状断像 20日後

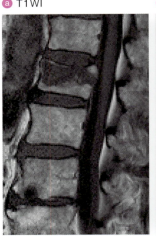
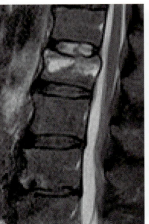
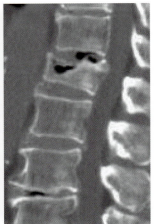

70歳代，男性。しりもちをついた後の腰痛。受傷から17時間後のMRI。
ⓑ：L1の脆弱性圧迫骨折早期，L3のSchmorl結節を認める。
ⓒ：椎体内と椎間板内のガス像を認める。

## 腫瘍による病的骨折（図14〜16）

腫瘍化した椎体が圧潰された場合，周辺への丸みをもった突出像など，腫瘍としての体積を感じさせる部分があれば診断は可能です．椎体病変に加えて椎弓根，横突起，関節突起，椎弓，棘突起などの病変の存在は，腫瘍を思わせます．**椎体のみならず，後方成分も必ずチェックしましょう．**

**DWIも鑑別の一助となります．** 腫瘍は細胞密度が高いため発生した組織よりも拡散係数が低く，相対的に高信号になることが多いのです．骨粗鬆症性圧迫骨折ではDWIで不変〜軽度の信号上昇を示すことがありますが，ADCは通常低下しません．

### ビギナーズメモ

骨腫瘍のなかでは転移が最も多く，溶骨型・硬化型・混合型・骨梁間型に分類されています．特に溶骨型に骨折のリスクが高いとされます．溶骨型はT1WIで低信号，脂肪抑制T2WIでは高信号で，造影増強効果を示します．造骨型は骨硬化を反映し，T1WIおよび脂肪抑制T2WIともに低信号です．骨梁間型では，腫瘍細胞が骨梁の構造を壊さずに骨髄を置換するように増殖します．既存の骨梁構造の変化を伴わないことからX線CTでは検出困難ですが，MRIでは描出可能で脂肪抑制T2WIやDWIで高信号を示します．

### 図14 症例13

**ⓐ T1WI**

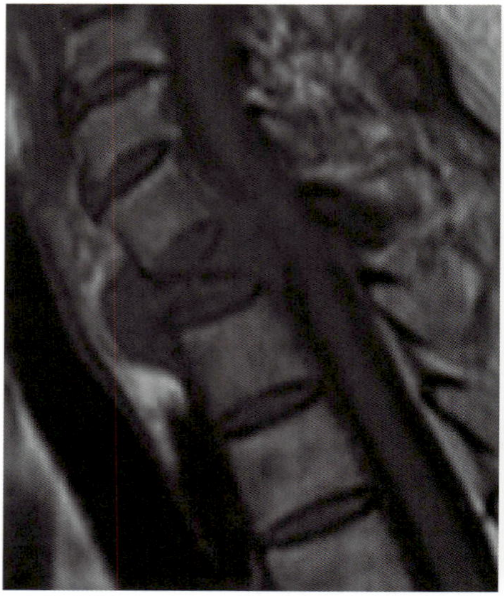

**ⓑ 脂肪抑制T2WI**

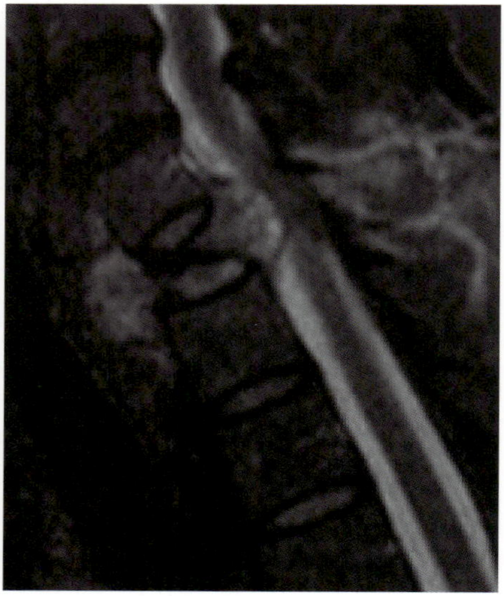

**ⓒ DWI**

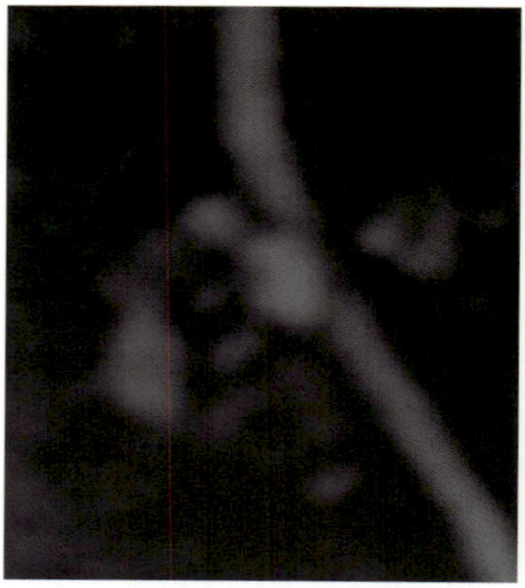

**ⓓ T2WI水平断像**

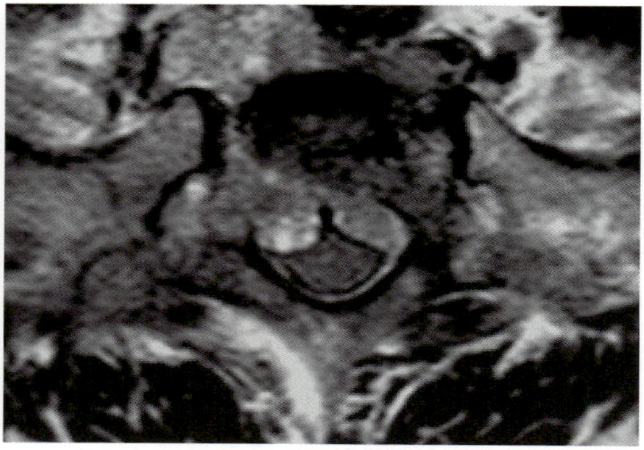

背部痛,頚部痛,右手の脱力。脊椎転移によるTh1圧迫骨折。骨転移はまれだが原発巣は膵癌だった。辺縁は丸く凸形の充実性腫瘍が脊椎管に突出,脊椎後方成分にも腫瘍を認める。腫瘍はDWIで著明な高信号を示している。

### 図15 症例14
ⓐ 脂肪抑制T2WI　　ⓑ 脂肪抑制T2WI　　ⓒ DWI

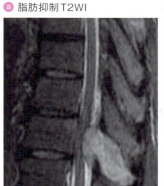
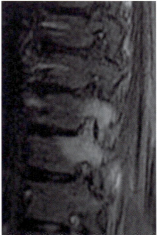
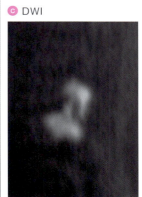

ⓐ, ⓑ：Th10, 11左椎弓根, 脊椎関節, 椎弓, 棘突起に腫瘍を認める。
ⓒ：腫瘍は高信号を示す。

### 図16 症例15
ⓐ T1WI　　ⓑ 脂肪抑制T2WI　　ⓒ DWI

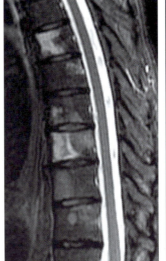
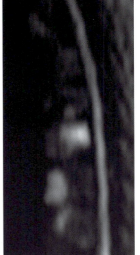

60歳代, 男性。腰痛を訴え, 肺小細胞癌の多発脊椎転移を認めた。

## 化膿性脊椎炎椎間板炎のMRI [8, 9] (図17〜19)

当院で経験した症例では，腰背部痛や頚部痛などの痛みが先行し，高熱をきたして救急受診に至っています．起炎菌としては，黄色ブドウ球菌（methicillin-resistant *Staphylococcus aureus*〈MRSA〉を含む），大腸菌，溶連菌などが検出され

### 図17　症例16

**ⓐ 脂肪抑制T2WI水平断像**　　**ⓑ 脂肪抑制T2WI冠状断像**

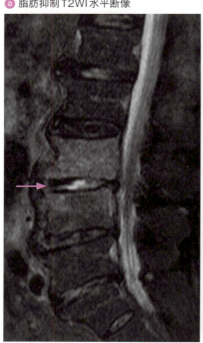
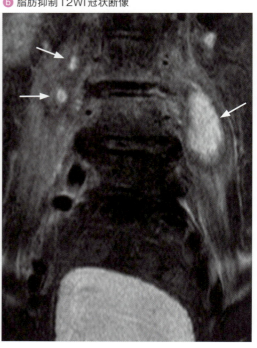

**ⓒ DWI**

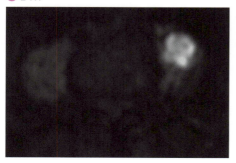

90歳代，男性．2週間前から腰痛，悪寒があり40℃の発熱を伴った．L3-4骨髄炎，L3/4椎間板炎（→），腸腰筋膿瘍（⇨）を認める．尿からMRSA 3+が検出され，化膿性脊椎炎と診断された．

### 図18 症例17

**ⓐ 脂肪抑制T2WI冠状断像**

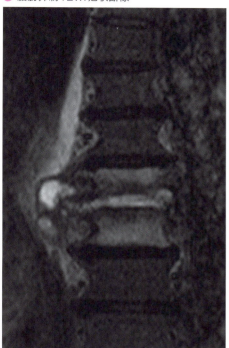

**ⓑ DWI冠状断像**

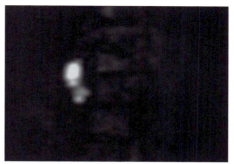

**ⓒ 脂肪抑制T2WI水平断像**

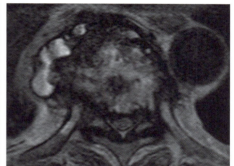

70歳代,男性。糖尿病あり。膿胸の治療から半年後に,腰痛,両下肢脱力,歩行困難を訴えた。骨髄炎,椎間板炎,右腸腰筋膿瘍硬膜外膿瘍(起炎菌不明)を認めた。

ました。ほかに緑膿菌,肺炎球菌などもありえます。先行感染として尿路感染,胸鎖関節膿瘍,膿胸などを認めた例もあります。多くは血行性に感染するといわれますが,当院でも抗菌薬使用後を除く症例では菌血症が認められました。

　MRIでは,骨髄炎や椎間板炎に伴い,椎体や椎間板のT1,T2緩和時間は延長します。終板は破壊され,椎体−椎間板の境界の不明瞭化やerosionが生じて不連続になります。炎症によって脆弱化した椎体に椎間板が侵入することもあります。炎症の活動期には,椎体から椎間板に造影効果増強を認めます。進行すると周囲にも異常所見が出現し,硬膜外膿瘍や傍脊柱膿瘍,腸腰筋膿瘍なども形成します。前縦靱帯や後縦靱帯を介して感染が広がり,隣の椎間板の炎症を伴わずに上下の椎体に炎症が波及することもあり,化膿性よりも結核性でこの傾向があるといわれます。

## 図19 症例18

**ⓐ** 脂肪抑制T2WI矢状断像　**ⓑ** DWI矢状断像

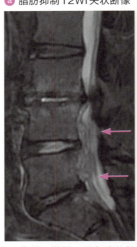
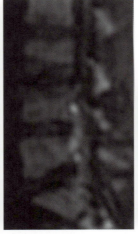

**ⓒ** T2WI水平断像

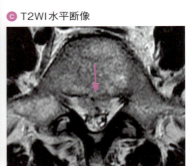

60歳代，男性。腰部脊柱管腹側に硬膜外膿瘍を認める（→）。DWIで膿瘍は高信号である。血液培養でレンサ球菌（*Streptococcus oralis*）が検出された。

　どの場所でも共通するのですが，活動性の炎症では輪郭が不明瞭で不均一なT2緩和時間の延長が生じます。もやもやしてみえにくいと感じたら「活動性の炎症があるのでは？」と疑いましょう。T2WIはもちろん"脂肪抑制"で観察します。

## 文献

1) 上谷雅孝：骨軟部疾患の画像診断 画像診断別冊KEY BOOKシリーズ．学研メディカル秀潤社，1999. p228-9.
2) 江原 茂（編），土谷一洋（監）：CT・MRI・Key Words Index 3 骨軟部 CT・MRI診断のキーワード137．メジカルビュー社，2001. p84-7, p262-3.
3) 熊坂由紀子（編著）：第Ⅰ章 避けて通れない簡単な原理 画像表示．ユキティのER画像Teaching File. メジカルビュー社，2014. p18-23.
4) 福庭栄治：脊椎の正常画像解剖．特集脊椎の画像診断再入門．画像診断 2017; 37(10): p1004-13.
5) Modic MT, Steinberg PM, Ross JS, et al：Degenerative disc disease: assessment of changes in vertebral body marrow with MR imaging. Radiology 1988; 166: 193-9.
6) 江原 茂：外傷3 脊椎・脊髄．臨床画像増刊号 2006; 22(11)：p43-53.
7) 江原 茂（編），土谷一洋（監）：compression fracture（圧迫骨折）．CT・MRI・Key Words Index 3 骨軟部 CT・MRI診断のキーワード137．メジカルビュー社，2001. p274-5.
8) 藤本 肇：脊椎の感染症．日常遭遇する脊椎疾患のMRI—これをどう読むか—．画像診断 2004; 24(2): p198-211.
9) 神島 保：脊椎の感染症．特集脊椎の画像診断再入門．画像診断 2017; 37(10): p1041-8.

# 3章 脊椎
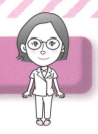

## ●脊柱管と脊髄

### 脊柱管，脊髄とMRI

　脊髄は中枢神経ですが，本書では脊柱管内の存在として周囲構造との関連性を考えながら救急症例をみていきます。**読影に際しては，脊柱管の基本構造を把握していることが大切**です。病変の局在や広がりによって，鑑別に浮かんでくる疾患がある程度絞られるからです。構造と病変の主座を考えながら読みましょう[1]。

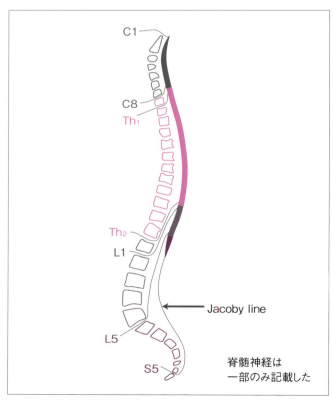

**図1　脊柱管の基本解剖**

## 脊柱管の発生と基本解剖[2, 3)（図1）

腰椎穿刺は通常 L4/5 レベルの Jacoby line で行います。通常はこのレベルで脊髄を刺すことはないので安全に行えます。というのは脊柱管のほうが脊髄よりも長いために，くも膜下腔だけを穿刺できるからです。胎生期に脊髄が完成した後に脊柱管だけが伸びて，出生時には脊髄は L1 のレベルで脊髄円錐とよばれる膨大部を形成して終了します。成人では L1/2 レベルが脊髄の下端になり，馬尾とよばれる神経根に分かれます。ところが，係留脊髄（tethered cord）とよばれる先天奇形では，脊髄が L2 レベルよりも尾側にまで認められます。髄膜瘤などの奇形や先天性脂肪腫の合併などなんらかの原因で，脊髄の上昇が妨げられて脊髄円錐が低位にとどまった状態です。長い脊髄は脊柱管の背側にみられることが多く，慢性的な張力の負荷により脊髄が障害され，膀胱直腸障害や知覚障害などをきたすことがあり，脊髄係留症候群（tethered cord syndrome）とよばれます[4)（図2）。

　脊髄神経は椎体の数より1つ多く，椎体の番号と脊髄神経の番号との位置関係は，頸椎と胸椎以下とで異なります。第1頸神経は第1頸椎の上の神経孔から出て，第7頸神経までは同じ番号の椎体直上の神経孔から出ますが，第8頸神経は C7 椎体の下から出ます。胸椎から腰椎レベルでは椎体の下の神経孔から同じ番号の脊髄神経が出ることになります。

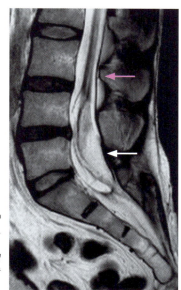

**図2　症例1**

30歳代，男性。10年前から両下肢のしびれ，数カ月前から排尿障害あり。低位脊髄円錐（→），終糸脂肪腫（⇢）を認める。脊髄は係留され脊髄係留症候群（tetherd cord syndrome）である。

## 頭蓋内と脊柱管内のチョット異なる構造

脊柱管内の腹側には後縦靱帯が，背側には黄色靱帯があり，硬膜，くも膜，くも膜下腔，軟膜，脊髄・中心管という層状構造になっています（図3）。

### ■ 硬膜上腔（epidural space）

硬膜の外層は骨膜と一体化しています。頭部の硬膜外層と内層は癒着しているため，骨と硬膜の接合面に生じる硬膜外血腫は骨縫合線で止まります。脊椎では硬膜の外層と内層は離れて硬膜外腔（硬膜上腔）とよばれる間隙を形成し，疎な結合組織と脂肪を含んで神経根，静脈叢，リンパ管などを包んでいます。このため，脊椎の急性硬膜外血腫は骨と関係なく広がります。

### ■ 硬膜下腔（subdural space）

頭蓋内ではくも膜と硬膜は密着していますが癒着はしておらず，頭部の硬膜下血腫は，急性・慢性ともにしばしば生じます。脊椎では硬膜はくも膜に裏打ちされ，**脊椎の硬膜下腔は実際には認識できない潜在的な腔**です。

### ■ 灰白質と白質

脳では外側が灰白質で（基底核などを除いて）内側が白質です。**脊髄では，中心管を囲むH字型の部分が灰白質で外側が白質**です。

図3　脊柱管内のシェーマ

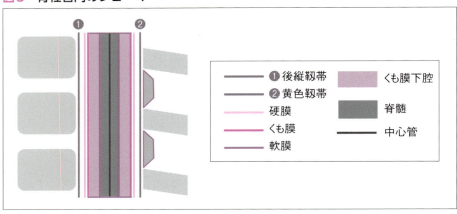

## くも膜下腔の形から占拠部位を判断する

　脳から脊髄の表面は軟膜に覆われ，外くも膜との間に脳脊髄液を容れるくも膜下腔があります．占拠性病変の場所によってくも膜下腔（髄腔）の形は異なります．MRIでは非造影で髄腔の形を明瞭に描出できます．特に脊柱管では髄腔の形状をみることで占拠部位を推理し，鑑別診断を絞ることが可能になります（図3，4）．

### 脊柱管内硬膜外病変
#### ■ 椎間板ヘルニア（disc herniation）
　腰椎レベルの椎間板ヘルニアは，突出する方向によって圧迫される神経が異なります（図5）．基本解剖を思い出しましょう．脊柱管は脊髄よりも長いため，椎体

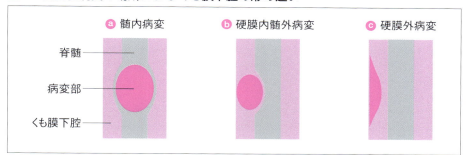

図4　占居性病変の場所によるくも膜下腔の形の違い

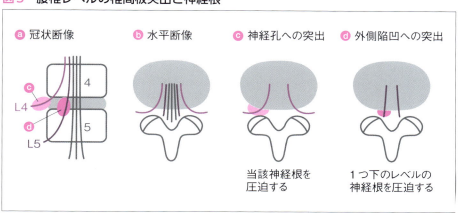

図5　腰椎レベルの椎間板突出と神経根

の番号と脊髄分節レベルの高さは異なり，尾側ほどズレが大きくなります．脊髄神経は，脊髄を離れて尾側に走行した後に神経孔に入ります．従って，**椎間孔（神経孔）への突出では該当する脊髄神経が，後方外側（外側陥凹）への突出ではそれより1つ尾側の脊髄神経根が圧迫されるのです．**

Sequestrationは，脱出した髄核が元の髄核から遊離することです（図6）．Disc fragmentは元の椎間板とかなりの距離が生じることもありますが，椎間板の変性や高さの減少，なんらかの接点を思わせる所見がないか，などを確認しましょう．また，遊離したdisc fragment自体は造影されませんが，周囲に血管を含む結合組織増生を伴うことによって辺縁部に造影効果が認められることもあります．中心部まで全体に造影されればdisc fragmentではないと考えられます．

### 図6 症例2
ⓐ 脂肪抑制T2WI 矢状断像　　ⓑ T2WI水平断像

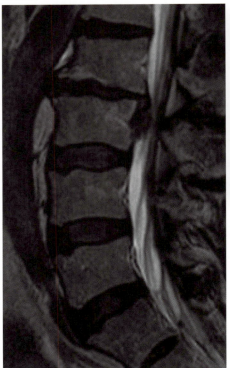
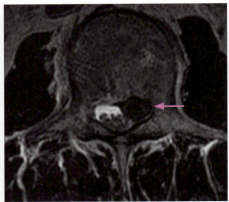

50歳代，男性．腰痛と左下肢痛を訴えた．腰部L2/3椎間板ヘルニアのsequestrationを認める．
ⓐ：L3椎体背側左に低信号腫瘤あり，L2/3椎間板と連側あり．
ⓑ：神経根への圧迫あり（→）．3カ月後のMRIでは腫瘤は著明に縮小していた．

### 図7 症例3

**ⓐ** T1WI　　**ⓑ** T2WI　　**ⓒ** 単純CT MRP矢状断像

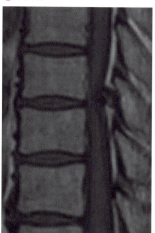 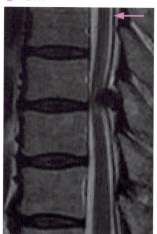 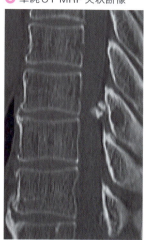

70歳代，男性．腰痛，殿部痛，下肢痛，痙性歩行，下肢深部反射亢進．
ⓐ，ⓑ：Th9/10レベル背側の硬膜外脂肪層に著明な低信号域あり．硬膜（→）は脊髄の方に圧排され脊柱管内硬膜外病変である．圧迫された脊髄にT2延長域を認める．
ⓒ：病変は骨と同等の高吸収を示し，黄色靭帯骨化症（OYL）である．

## ■ 脊椎の靭帯骨化症（ossification of ligament）

　T1，T2WIで著明な低信号域になります．骨髄の脂肪によるT1WIのわずかな高信号が認められることもあります．後縦靭帯は斜台下部から仙椎上部レベルの脊柱管腹側を縦走する靭帯で，硬膜嚢は後縦靭帯に付着しています．椎体の骨皮質，椎間板の線維輪，後縦靭帯，硬膜などと分けて認識することは困難です．**後縦靭帯骨化症（ossification of the posterior longitudinal ligament；OPLL）は頸椎に好発し，帯状で著明な低信号域になります．**黄色靭帯は上下の椎弓内側面を結ぶ靭帯です．**黄色靭帯骨化症（ossification of the yellow ligament；OYL）は，脊柱管背側にV字型の骨化をきたし，下位胸椎〜胸腰椎移行部に好発します**（図7）．

## ■ 椎間関節滑膜嚢胞（synovial cyst）

椎間関節（facet joint）には関節包や滑膜組織が存在し，滑膜嚢胞を生じることがあります。腰椎レベルに多く，内部に出血し症状が増悪することもあります（図8）。嚢胞変性をきたした神経鞘腫と紛らわしいこともありますが，**脊柱管内から神経孔までの神経鞘腫は硬膜内髄外腫瘍**なので，硬膜の位置の同定が鑑別に役立ちます。

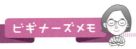

### 嚢胞性腫瘤に症状が出現するときは？

嚢胞性腫瘤には，腫瘍・変性・導管が詰まって生じる貯留嚢胞，炎症などによる液体貯留が線維性の被膜で被包化された仮性嚢胞などがあります。嚢胞性腫瘤は軟らかく大きくなっても症状が出にくいものですが，ときに急性〜亜急性発症になることがあります。嚢胞内出血・出血後の破裂・捻転・感染などが痛みや発熱の原因になるのですね。

## ■ 硬膜外血腫（epidural hematoma）

頭部の硬膜外血腫の原因は外傷に限定されますが，脊椎の硬膜上腔は血管が豊富であり，原因不明の特発性出血もみられます。外傷，高血圧，抗凝固療法なども脊椎硬膜外血腫の原因となります。突然の背部痛で発症し，脊髄を圧迫して急速に進行する麻痺をきたすこともあります。

## ■ 硬膜外膿瘍

椎体炎・椎間板炎からの波及で硬膜外膿瘍が生じます。また，硬膜外腔に血行性に到達した病原体によって，硬膜外膿瘍が生じることもあります。

## ■ 悪性リンパ腫（malignant lymphoma）（図9）

脊椎の悪性リンパ腫は骨髄を置換しながら増殖する場合と，硬膜外に充実性腫瘍を形成する場合があります。

## ■ 骨転移や骨髄腫などが突出した腫瘤

成人の脊椎腫瘍として最も多く，骨から硬膜外に突出して脊柱管を狭小化することがあります。

### 図8 症例4

**ⓐ** T1WI矢状断像

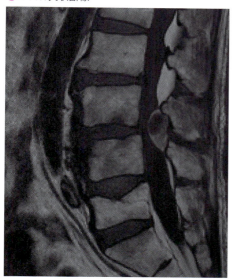

**ⓑ** T2WI矢状断像

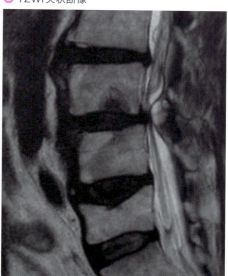

**ⓒ** 脂肪抑制T2WI矢状断像

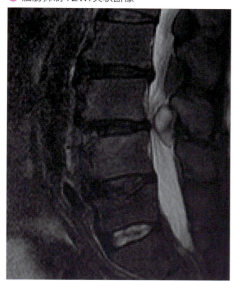

**ⓓ** 脂肪抑制T2WI

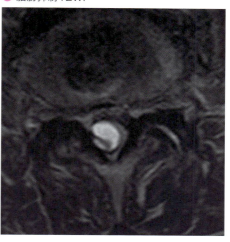

60歳代,男性。歩行中に突然の腰痛出現。下肢のしびれ,感覚・筋力低下あり。

ⓐ～ⓒ：L3-4レベルのくも膜下腔の形状から硬膜外腫瘤とわかる。囊胞性腫瘤の辺縁にT1,T2短縮域があり軽度の囊胞内出血を疑う。手術で出血を伴う椎間関節滑膜囊胞が確認された。

ⓓ：Rt. facet jointに接する硬膜外囊胞を認める。

## 図9 症例5

**ⓐ** 脂肪抑制T2WI矢状断像　　**ⓑ** 脂肪抑制造影T1WI矢状断像　　**ⓒ** 脂肪抑制T1WI水平断像

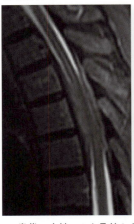
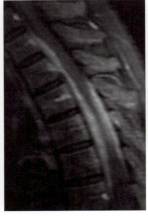
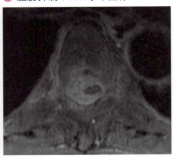

70歳代，女性。1カ月前から両側季肋部痛，1週間前から起立困難，歩行障害が出現。血中IL-2R 5710U/mL（正常145-519），尿中β2-MG 31300μg/L（230以下）。
**ⓐ**：Th5-7レベルの硬膜に沿って広がる硬膜外病変あり。
**ⓑ**：病変は著明な造影効果を示す。悪性リンパ腫と診断された。
**ⓒ**：胸髄は強く圧迫されている。


## 図10 症例6

**ⓐ** 脂肪抑制T2WI矢状断像　　**ⓑ** 脂肪抑制造影T1WI矢状断像　　**ⓒ** 脂肪抑制造影T1WI水平断像

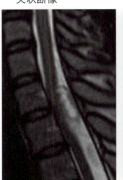
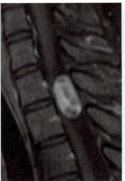
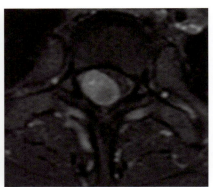

20歳代，女性。1カ月前から右肩甲骨付近の痛み，足先のしびれ。
**ⓐ，ⓑ**：Th1-2レベルのくも膜下腔の形状から硬膜内髄外腫瘤とわかる。
**ⓒ**：腫瘤は著明な造影効果を示し，変性による造影不良域を伴っている。胸髄は左腹側に圧排され扁平化している。硬膜内髄外の神経鞘腫であった。

## 硬膜内髄外病変
### ■ 硬膜内髄外腫瘍
　硬膜内髄外腫瘍は，神経鞘腫，髄膜腫がほとんどです。いずれも境界明瞭な充実性腫瘍ですが，神経鞘腫は内部に変性を生じやすく囊胞成分を伴うこともあります（図10）。髄膜腫は硬膜に広く接し，多くは内部均一で造影効果も強い充実性腫瘍です。

### ■ 軟髄膜転移
　くも膜と軟膜を合わせて軟髄膜（leptomeninges）とよびます。腫瘍細胞が脊髄のくも膜下腔に播種して増殖する脊髄軟髄膜播種（spinal leptomeningeal dissemination）では，**造影T1WIで脊髄表面に沿った造影効果や結節を示します**（図11）。Drop metastasisも頭蓋内腫瘍からの播種性転移で，腰仙部に好発します。**T2WIや造影T1WIで，硬膜囊下端の馬尾周囲に多発する結節が特徴的です**（図12）。これらは膠芽腫などの原発性脳腫瘍や脳転移，頭部の癌性髄膜炎の存在下で生じ，しばしば麻痺や知覚障害の進行などから脊椎MRIで指摘されます。

### ■ 脊髄硬膜動静脈瘻（spinal dural arteriovenous fistula；spinal dural AVF）[5]
　硬膜動静脈のシャントにより脊髄周囲の静脈が拡張蛇行し，**flow voidで診断がつく疾患です**（図13）。Dural AVFはシャントが椎間孔付近の硬膜上に存在し，根動脈の硬膜枝が流入動脈になって根髄質静脈に短絡します。シャント血液はさらに脊髄表面の静脈叢に流出し静脈を逆流します。このため，**くも膜下腔に拡張蛇行する流出静脈を認め，血流が速いためSE法ではflow voidを示します。この所見は特にT2WIで明瞭です**。シャント量が多くなると脊髄は静脈性うっ血によりT2WIでやや高信号となり腫大します。弛緩性麻痺や膀胱直腸障害などの症状が出ます。うっ血が取れると一時的に改善し，またうっ血することを繰り返しながら徐々に進行します。

　馬尾弛緩（redundant nerve root）では，蛇行した馬尾神経が流出静脈と紛らわしいこともあるので，本当にflow voidかどうか信号強度を見極めましょう。

図11 症例7　脂肪抑制造影T1WI

図12 症例8　脂肪抑制T2WI

図13 症例9　T2WI

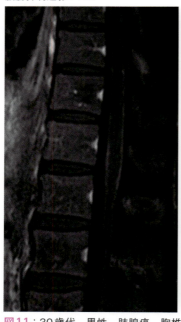
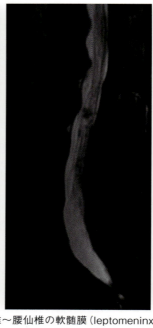
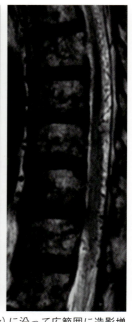

図11：30歳代，男性。肺腺癌。胸椎～腰仙椎の軟髄膜（leptomeninx）に沿って広範囲に造影増強効果を認め，髄膜播種（leptomeningeal dissemination）である。

図12：40歳代，女性。乳癌。1カ月前から下肢のしびれあり，徐々に足が動かしにくくなった。馬尾に沿って低信号の結節が多発し，馬尾播種（drop metastasis）である。

図13：60歳代，男性。2年前から尿閉になり尿意がない。両足の違和感と脱力発作を繰り返し徐々に増悪している。くも膜下腔に拡張蛇行する流出静脈のflow voidを認める。脊髄下端にわずかな信号上昇と腫大を認める。脊髄硬膜動静脈瘻（spinal dural AVF）である。

> **もう少し知りたい人に**
>
> **硬膜内髄外領域（くも膜下腔）MRIの注意点**
> - 脊髄から延髄周囲のくも膜下腔に生じるCSF flow artifactは，SE法のT2WIで生じる信号欠損です。脊柱管内では特に胸椎レベルに生じ，占拠性病変と誤解してはならない現象です。そこには脳脊髄液の流れがあるだけで，心電図同期の併用やGE法で撮像すると消失します。
> - 硬膜内髄外腫瘍の診断にはMR myelographyを追加し，脊髄や神経根との関係をみることができます。CSFを高信号にする方法の1つはSE法で，TRを長くTEをとても長くするheavy T2WIで自由水の高信号を際立たせます。もう1つはbalanced sequenceとよばれるGE法で，短いTRとTEを用いて自由水および血管内を強い高信号に描出します。コントラストはT2/T1に依存します。心電図同期や脂肪抑制を併用して用いられます。

## 髄内病変

CTでは，脊髄の梗塞・炎症・脱髄などの変性は描出困難で，腫瘍も簡単ではありません。脊髄疾患は，MRIの恩恵を受けるようになった領域の1つです。脊髄にはまれな疾患がいろいろありますが，救急で比較的遭遇しうる代表的な疾患を挙げてみます。**多くはT2延長病変でDWIでも高信号域をきたします**が，DWIの画質の向上により早期に診断できるようになりました。

### ■ 脊髄損傷[6]（図14）

脊髄損傷は，**DWIやT2WIで脊髄の軽度腫大と信号上昇をきたします**。骨傷を伴わない脊髄損傷は頸髄に多くみられます。変形性頸椎症，OPLL，椎間板ヘルニアなどがベースにある中高年者に，頸椎の過伸展が起きたときに多いといわれます。

### ■ 急性期脊髄梗塞（図15）

脊髄梗塞は突然の麻痺と感覚障害などで発症しますが，脳梗塞と比べてきわめて少数です。脊椎・脊髄を栄養する脊髄動脈（spinal artery）は，❶椎骨動脈，鎖骨下動脈系，❷胸腹部大動脈系，補足的に，❸内腸骨動脈系，があります。これらの動脈から肋間動脈・腰動脈などの分節動脈が分岐し根動脈となり，前および後脊髄動脈に連なります。**急性期梗塞ではDWIやT2WIで脊髄内の高信号と軽度腫大**

## 図14 症例10

**ⓐ** T2WI

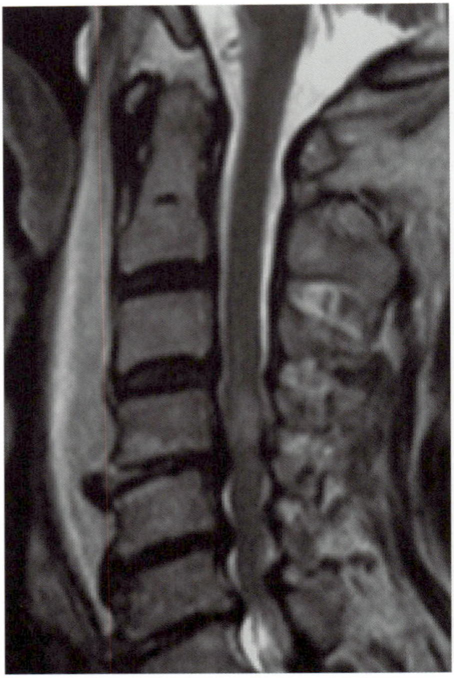

**ⓑ** 脂肪抑制T2WI

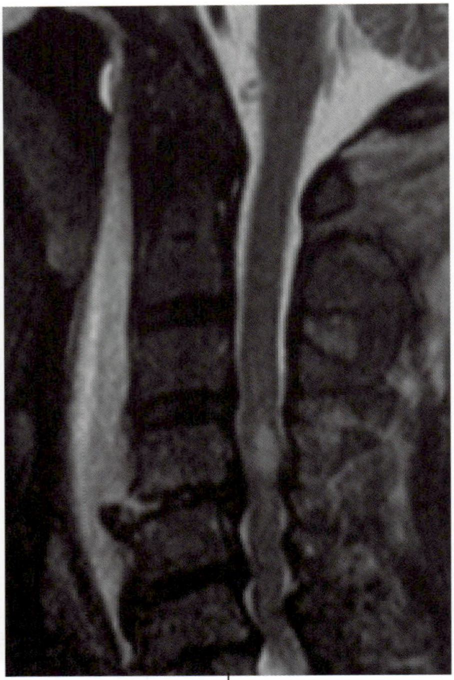

↓ C3椎体レベル

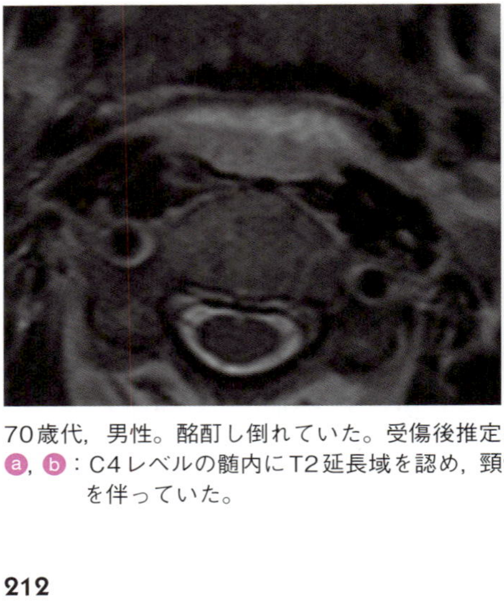

↓ C4椎体レベル

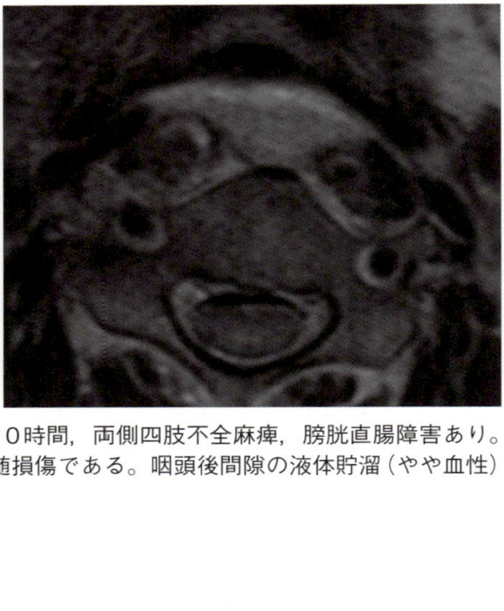

70歳代，男性。酩酊し倒れていた。受傷後推定10時間，両側四肢不全麻痺，膀胱直腸障害あり。
ⓐ，ⓑ：C4レベルの髄内にT2延長域を認め，頸髄損傷である。咽頭後間隙の液体貯留（やや血性）を伴っていた。

### 図15 症例11

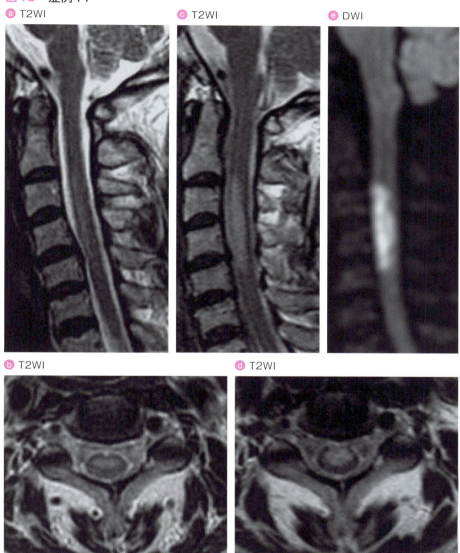

ⓐ T2WI　ⓒ T2WI　ⓔ DWI
ⓑ T2WI　ⓓ T2WI

60歳代,女性。深夜首から肩から手の先までジリジリ感が出現し,両手が動かなくなった。両足にも力が入らない。
ⓐ, ⓑ：発症当日のT2WIで軽度の信号上昇を認める。前脊髄動脈梗塞を思わせる分布である。
ⓒ, ⓓ：第4病日にはC3-4レベル頸髄のT2延長域は明瞭化し,軽度の腫脹をきたしている。
ⓔ：DWIでは著明な高信号を示し,梗塞による細胞障害性浮腫があると考えられる。

をきたします。脳では明確な動脈支配領域がありますが，脊髄では明確ではありません。また横断面が小さく分布がわかりにくい面もあり，画像のみでは急性期梗塞と脊髄損傷，活動性の脊髄炎や脱髄などを区別するのは難しく，臨床的な情報が必要です。

■ 脊髄腫瘍 [7] (図16)
　脊髄髄内腫瘍は脊椎脊髄腫瘍の5%で，全中枢神経腫瘍の1%以下といわれています。髄内腫瘍で最も多いのは神経膠腫で，大部分は上衣腫(ependymoma)，星細胞腫(astrocytoma)などの良性腫瘍です。**症状が発現するころにはMRIで中心管拡張を伴う占拠性病変として描出されることが多く，脊髄空洞症(syringomyelia)を認めた場合にまず考えるべき疾患です。**脳転移がない状態で原発巣から血行性に脊髄へ転移するのは非常にまれですが，脳転移のある状態では脊髄内転移もありえます。

■ 脊髄軟化(myelomalacia)
　高度の脊柱管狭窄によって脊髄への圧迫が強い場合，浮腫やうっ血を生じますが，慢性化すると虚血や変性をきたし，細胞脱落・微小嚢胞性変性・グリオーシスを生じます。**T2WIで脊髄に萎縮を伴う局所的な高信号を示し，多くは脊髄症状を有します。**こうなると手術で圧迫を解除しても萎縮やT2WIの高信号は改善しません。

■ 脱髄性疾患(demyelinating disease) [8]
　多発性硬化症では，髄鞘の崩壊によって生じた脱髄斑がT2WIで高信号を示します。視神経脊髄型多発性硬化症(neuromyelitis optica；NMO)は，通常型多発性硬化症(multiple sclerosis；MS)よりも重篤な神経症状を呈し進行が早いまれな疾患です。MRIでT2延長を示す病変の範囲が通常型MSよりも広く，長さは3椎体以上になります。画像のみでほかの脊髄疾患と鑑別するのは困難ですが，抗アポクリン4抗体はNMOに特異的な抗体で診断の決め手になるそうです(図17)。

■ 脊髄炎およびそのほかの疾患
　脊髄に病変を生じる疾患としてほかにも，サルコイドーシス(sarcoidosis)，ビタミンB12の欠乏による亜急性連合性脊髄変性症(subacute combined degeneration of spinal cord)，水痘帯状疱疹ウイルスなどのウイルス性脊髄炎

## 図16 症例12

**ⓐ** T2WI矢状断像

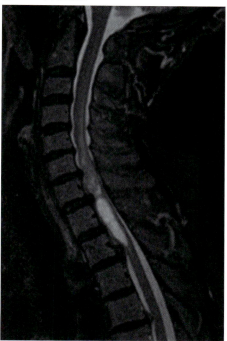

**ⓑ** 造影T1WI矢状断像

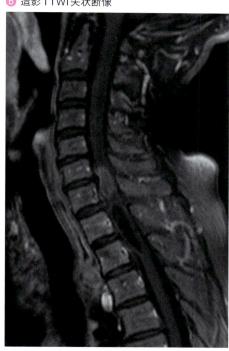

**ⓒ** T2WI水平断像（C6-7レベル）

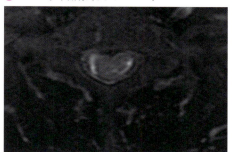

**ⓓ** T2WI水平断像（Th1-2レベル）

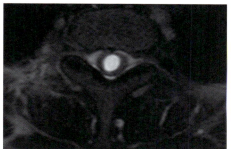

70歳代，女性．担癌患者．右半身のしびれあり．
髄内腫瘍（病理組織は未確認）に伴う脊髄空洞症であった．
**ⓐ〜ⓒ**：C6-7レベルの頸髄内に充実性腫瘍を認める．
**ⓐ, ⓑ, ⓓ**：腫瘍の尾側では中心管の拡張が著明である．
**ⓑ**：腫瘍は造影効果を示し，境界は明瞭である．

## 図17 症例13

**ⓐ** T2WI矢状断像

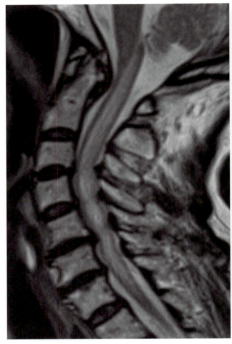

**ⓒ** 脂肪抑制T2WI矢状断像

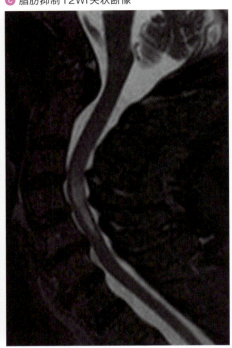

**ⓑ** T2WI水平断像

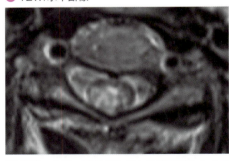

**ⓓ** 脂肪抑制T2WI水平断像

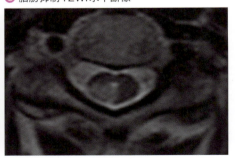

80歳代，女性。両手がしびれ次第に動かなくなってきた。髄液中アポクリン4抗体が陽性で視神経脊髄炎（NMO）と診断された。
**ⓐ**，**ⓑ**：頸髄全体に著明なT2延長域を認める。
**ⓒ**，**ⓓ**：ステロイド治療開始1カ月後，病変は著明に縮小した。

(viral myelitis), 傍腫瘍性神経症候群などがあります。より専門性の高い医療機関での治療が必要になることが多い領域ですが, 治療開始が遅れないためにも初期診療で行う脊髄MRIの画質は良好かつ高感度であることが求められます。

### 文献

1) 藤本　肇：非外傷3 脊髄・脊椎. 臨床画像増刊号 2006; 22(11) : p99-107.
2) Netter FH：ネッター解剖学アトラス, 南江堂, 2015.
3) 森　墾, 青木茂樹, 林　直人：脊髄・神経根の解剖と神経症状. 画像診断 2007; 27(2): p119-28.
4) 髙尾正一郎, 上谷正孝：脊椎・脊髄の先天性奇型. 特集脊椎のMRI. 臨床画像 2005; 21(2): p142-152.
5) 柳下　章：脊髄の血管障害. 画像診断 2012; 32(7): p676-84.
6) 江原　茂：外傷　3脊椎・脊髄. 臨床画像増刊号 2006; 22(11) : p43-53.
7) 和田昭彦, 北垣　一：脊椎・脊髄腫瘍. 臨床画像 2005; 21(2): p184-98.
8) 安達木綿子：脊髄の脱髄・炎症性疾患—見慣れた領域の見慣れない病変の対処法—. 画像診断 2014; 32(7): p667-75.

## こんな患者さんが来たら？ NEXT

- 疼痛
- 腫脹
- 熱感
- 発赤

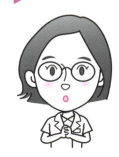

# 4章

## 骨軟部

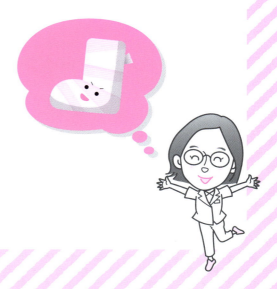

# 4章 骨軟部

## 骨軟部を考えてみる

　骨は皮質骨（緻密骨）と海綿骨からなります。皮質骨は層状構造で，海綿骨は骨小柱（骨梁）からなる網目状構造の中に骨髄があります。皮質骨や骨梁は骨の強度を担う部分です。リン酸カルシウムやリン酸マグネシウムなどのミネラル成分（骨塩）に富みプロトンには乏しいため，**骨皮質は著明な低信号**になります。骨髄の信号強度は，正常例でも脂肪と造血細胞などの割合と分布によって異なります。

　**正常の筋肉はT1，T2WIともに低信号を示し，腱は著明な低信号を示します。**

　水っぽくなる病変の検出に優れるMRIは，骨軟部領域でも大変有用です。**炎症，壊死，骨折，挫傷，（脂肪腫を除く）腫瘍などの病変は，T1，T2緩和時間の延長を示すことが多いため，信号はT1WIでは低下しT2WIでは上昇します**。画像診断における検出感度のポイントは背景組織と病変とのコントラストですから，病変の背景はT1WIでは白いほうが，T2WIでは黒いほうがコントラストは高くなります。骨髄に含まれる脂肪は，T2WIでT2延長病変のコントラスト不良を招き診断の邪魔になりますから，これを抑制した画像が必要です。筋肉などの軟部組織も，**病変の背景に含まれる脂肪の信号を落とすことによって，潜んでいたT2延長域が明瞭化してきます**。脂肪抑制は，脂肪が存在しない脳実質を除くあらゆる領域において重要であり，T2WIや造影T1WIでは脂肪抑制を併用しています。

## 脂肪抑制（fat suppression）画像にはいろいろな種類があります[2]

### 化学シフトの差を利用する選択的脂肪抑制法

#### ■ Chemical shift selective（CHESS）法（図1 ⓐ）

　水と脂肪の共鳴周波数のわずかな違いを利用する方法です。脂肪と水のプロトンの共鳴周波数は3.5ppmずれています。脂肪のほうがほんのチョットだけ回転が遅く，磁場強度1.5Tで224Hz，3Tで448Hzの差があります。脂肪に含まれるプロトンは分子構造上多くの電子に取り囲まれているためわずかな磁場が発生し，静磁場から遮蔽されるからだそうです。このずれを利用して脂肪のみに一致した共鳴

周波数のRFパルスを与えて脂肪の縦磁化を消失させ，スポイラー傾斜磁場を印加して横磁化も消します。**脂肪のプロトンだけを飽和させておくので，次の励起パルスで脂肪から信号は出ない仕組み**です。周波数による選択がうまくいくためには，磁場が均一であることが必要です。周波数は磁場の強さで変わってしまうからです。従って，空気や骨など磁化率が大きく異なるものが隣接し磁場が不均一なところはCHESS法の弱い部分になります。

> **もう少し知りたい人に**
>
> GRE法にはTRを組織のT1より長く設定する非定常状態と，短く設定する定常状態での受信法があります。定状状態ではプロトン集団の横磁化はある一定の値に収束しますが，この横磁化を崩して (spoil) 消滅させることでS/Nの高い画像を得る方法があります[1]。スポイラーとしては傾斜磁場やRFパルスが使われます。

## T1の差を利用する（非選択的）脂肪抑制法

### ■ Short TI inversion recovery (STIR)（図1 ⓑ）

　脂肪の縦緩和時間が短いことを利用した方法です。まず，180°反転パルスでスピンの極性を静磁場と逆向きにします。その後，縦緩和が起こり縦磁化は0を通過して元に戻ります。縦磁化が0になった時点をnull pointとよびますが，脂肪のプロトンのT1緩和時間に相当する100〜150msec程が1.5Tにおける脂肪のnull pointにあたります。この時点で励起パルスを与え信号収集のシーケンスをスタート省きます。すると，**脂肪組織はスタート時点で縦磁化をもたないため信号が出ない仕組み**です。

　CHESS法と異なり，磁場の不均一さの影響を受けにくい長所がありまが，T1緩和時間が脂肪と同程度の病変は同様に抑制されてしまうことが問題点です。例えば，T1緩和時間が短い粘稠な粘液や造影剤の作用によってT1緩和時間が短縮した病変などが，たまたま脂肪と同程度のnull pointを示す場合にも信号は抑制されます。**造影T1WIではSTIRは避けたほうがよい**ですね。

## 図1　さまざまな脂肪抑制画像

### ⓐ CHESS法

共鳴周波数の差を利用！

脂肪の共鳴周波数のSAT pulseで脂肪を飽和させてから信号採取

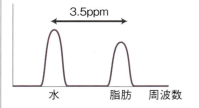

### ⓑ STIR

T1緩和時間の差を利用！

脂肪のnull pointでは水の縦磁化は残っている（極性は逆向きでも絶対値で考えてOK！）

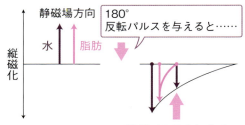

励起パルスを与えて信号採取

### ⓒ SPAIR

CHESS法とSTIRのハイブリッドシーケンス

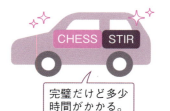

完璧だけど多少時間がかかる。

### ⓓ Dixon法

一定時間毎に同一位相，逆位相になることを利用！

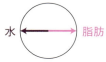 

2.25msec後に水と脂肪は180°逆向きの位相になる。同一のボクセル内の水と脂肪は打ち消し合って信号は下がる。

4.5msec後に水が1回多く回って同位相になる。同一ボクセル内の信号は水と脂肪の和になる。

微量の脂肪の存在がわかる

---

**ビギナーズメモ**

DWIはどの領域においても脂肪抑制を併用しています。多くは周波数選択的に行うCHESS法ですが，含気のある構造に近いところでは磁場の不均一に強いSTIRが使われます。

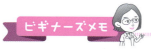

**ビギナーズメモ**

最初の180°パルスから90°パルスの間隔をTIとよびます。脂肪のnull pointに合わせて100〜150msecの短いTIを用いると，脂肪抑制になります。脳のMRIでルーチンに用いられるFLAIR像は，TIを水のnull pointに合わせて水の信号を抑制する方法です。対比して考えるとわかりやすいですね。

## 化学シフトおよびT1の差を利用した脂肪抑制法

### ■ Spectrally adiabatic (or attenuated) inversion recovery (SPAIR) (図1 ⓒ)

脂肪の周波数選択的に（すなわち脂肪だけが励起される周波数帯域の）inversion pulse（縦磁化を反転する180°パルス）を照射し，さらに脂肪のnull pointで励起パルスをかけます。いうならばCHESS法とSTIR法を合わせたハイブリッド型です。多少時間がかかりますが，脂肪の信号をより落とすことができます。

### ■ Spectral IR (or Spectral presaturation IR) (SPIR)

脂肪選択性IRパルスが180°の場合，null pointまで待つ時間がかかるので，100〜110°の選択性IRパルスを用いる方法もあります。脂肪はすぐにnull pointに到達するためdelay timeを設定する必要がなく，実際には脂肪飽和法とほとんど変わりはないそうです。

## Dixon法 (図1 ⓓ)

水と脂肪のプロトンの共鳴周波数の違いによって生じる，位相の違いを利用する方法です。同位相（in phase）および逆位相（out of phase）の画像を撮像します。1.5Tでは，水プロトンの歳差運動は脂肪のプロトンよりも224Hz（1,000msecで224回）多く回転しています。従って，水のプロトンが脂肪のプロトンより1回多く回転するのに要する時間は「1,000÷224 = 4.5msec」です。水と脂肪のプロトンは4.5msecごとに同位相になり，同位相から2.25msec後に逆位相（180°反対向き）になります。水と脂肪の位相が合ったときに撮像すると「in phase image = water + fat」になります（これをAとします）。水と脂肪の位相が逆向きになったときに撮像すると「out of phase（またはopposed）image = water − fat」になります（これをBとします）。これらの画像から「A + B = 2 water（水画像），A−B

### 図2 症例1

**ⓐ T1WI冠状断像**

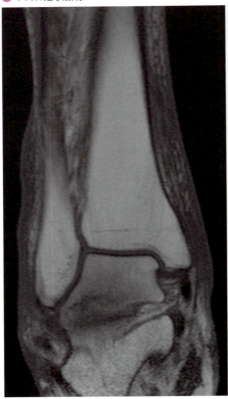

**ⓑ T1WI矢状断像**

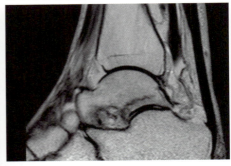

**ⓒ 脂肪抑制（SPAIR）T2WI**

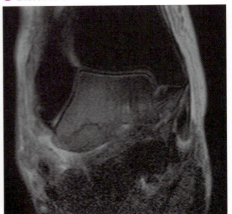

40歳代，女性。極度のるいそうあり，右足関節の腫脹と熱感，低信号の骨折線，骨髄浮腫，足関節液増加を認める。右距骨ストレス骨折と診断された。

---

= 2 fat（脂肪画像）」という計算画像が作れるわけです。まとめると，

- in phase画像は，水と脂肪の位相が合ったタイミングで信号を収集
- out of phase画像は，水と脂肪の位相が逆向きになったタイミングで信号を収集

となります。

　Dixon法はSE法を用いると時間がかかりますが，GRE法ではエコー時間を変えるだけですむので短時間で撮像可能です。2 point DixonはTEを2回，3 point Dixonは3回設定しています。Dixon法はchemical shift imagingとよばれ，微量な脂肪の検出に優れています。

## 骨軟部の緊急MRI症例

### 骨折（bone fracture），骨挫傷（bone contusion）（図2，3）

　MRIは，単純X線像やX線CTでは描出しえない骨浮腫や出血，骨梁の微細な骨折を描出することができます。骨折線はT2WIで線状の低信号として，骨折周囲の骨髄浮腫や骨挫傷は脂肪抑制T2WIで高信号域として描出されます。

## 関連のない科に行ってしまった患者さんのゆくえ　その1

　大学病院から個人医院まで専門科ごとに細分化されている今日では，患者さんが最初に受診する科によって診断は限定されるおそれがあります。また，初療医は普段から交流のある科のほうが紹介しやすい面もあります。では，患者さんは最初からちゃんと当該科に行ってくれるでしょうか？　まったくもってそうとは限りませんね。

### 化膿性筋炎（pyomyositis）

　健常者ではあまりみることはなく，糖尿病・悪性腫瘍・免疫不全などの基礎疾患をもつ場合がほとんどです。当院の化膿性筋炎の症例にも，未治療の膿瘍でCRP高値にもかかわらず，白血球数異常低値と貧血を示した例があります。担当医が不審に思ったことから精査を行い，急性リンパ性白血病（acute lymphocytic leukemia；ALL）が発見されました（図4）。

### 血栓性静脈炎を疑ったが実は……骨髄炎（osteomyelitis）だった例（図5）

　MRIは骨髄炎による浮腫を早期に描出できますが，診察した医師が疑わない限り骨のMRIを撮ることはなく，せっかくの高い感度を活かせません。深部静脈血栓や血栓性静脈炎疑い症例のなかに，膝の関節包炎や滑膜炎，まれに骨髄炎や筋炎，筋膜炎などが紛れていることもあります。まずは超音波検査やCTでの評価になりますが，想定した疾患の所見を探すだけでなく，画像は隅々まで観察し必要に応じてMRIを追加しましょう。

　骨髄炎の感染経路として，化膿性関節炎など近傍の感染からの波及や外傷，手術などによる直接感染もありますが，血行感染が最多です。炎症の時間経過とともに溶骨が生じ，膿汁が貯留します。CTでは骨髄の濃度上昇をきたします。脂肪髄が腐骨や膿汁などの炎症産物で置換されるからです。膿汁はT1WIで低信号，T2WIで高信号，DWIで著明な高信号を呈します。膿瘍壁の内側には，血管豊富な炎症

## 図3 症例2

**ⓐ** T1WI矢状断像

**ⓑ** PDI矢状断像

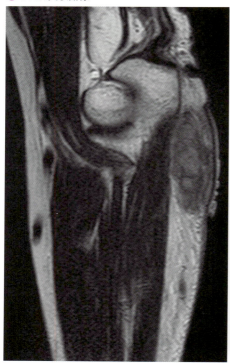
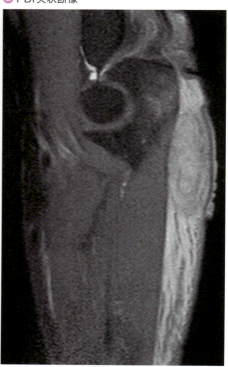

**ⓒ** 脂肪抑制（SPAIR）T2WI冠状断像

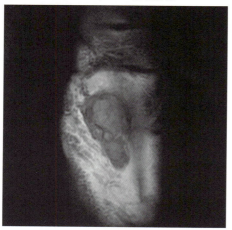

70歳代，男性。自転車で転倒2日後に左肘の腫脹圧痛。左肘伸側皮下血腫，皮下浮腫，肘頭（尺骨）挫傷と診断された。

### 図4 症例3

**ⓐ** T2WI水平断像

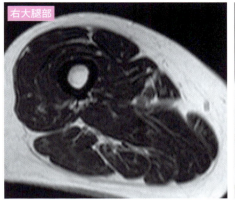
右大腿部

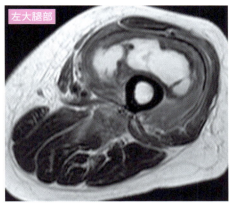
左大腿部

**ⓑ** 脂肪抑制（Dixon法 IDEAL WATER）T2WI冠状断像

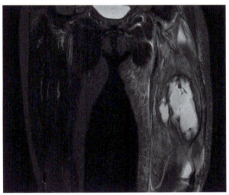

60歳代，女性．左大腿部痛出現し徐々に増悪．腫脹，疼痛，発赤，圧痛あり．WBC1.86×10³/μL，RBC255×10⁴/μL，Hgb8.8mg/dL，PLT14.7×10⁴/μL，CRP14.63mg/dL．化膿性筋炎，筋膿瘍，蜂窩織炎と診断された．超音波ガイド下に膿汁ドレナージを施行しS.aureusを同定，骨髄生検とリンパ節生検でALLが判明した．

ⓐ：T1WIでは病変は判然としない．
ⓑ，ⓒ：左大腿の皮下脂肪層から筋層にかけて，広範囲でびまん性の浮腫によるT2延長域を認める．大腿伸側の筋肉内に分葉状の膿瘍を認める．

性肉芽腫が形成されます．慢性期には，周囲に著明な硬化性変化を伴い，著明な骨膜反応を生じる場合もあります．**辺縁の硬化像はT1，T2WIで低信号を示します．**膿瘍腔の圧が高くなると瘻孔が生じ，傍骨性の膿瘍が形成され，ついには皮膚の瘻孔を生じることもあります．

## 図5 症例4

**ⓐ** 造影CT水平断像

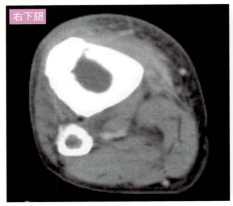
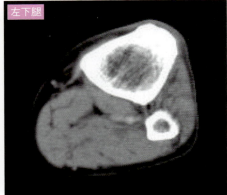

**ⓑ** T2WI水平断像　　**ⓒ** T1WI冠状断像

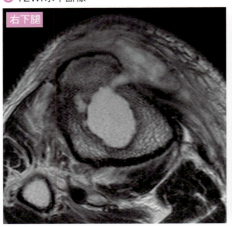
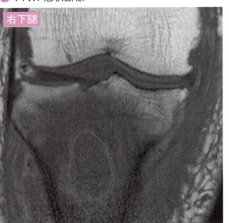

60歳代，男性。半月前から膝痛，右下腿の腫脹あり。下腿部皮膚に発赤点状疹出現，WBC10.03×10³/μL，CRP6.98mg/dL，D-dimer3.5μg/mL。脛骨の化膿性骨髄炎，骨膿瘍，瘻孔形成，傍脛骨膿瘍と診断され，手術でデブリドマン後，持続洗浄施行となった。

**ⓐ**：右下腿腫脹と皮下脂肪層濃度上昇，脛骨に著明な硬化像，骨髄の骨梁消失，骨髄濃度の上昇を認めた。
**ⓑ**：脛骨の瘻孔形成と傍骨性膿瘍あり。
**ⓒ**：脛骨に広範囲な低信号域あり，骨髄の炎症性浮腫を示す。

### 図5 つづき
**d** 脂肪抑制（SPAIR）T2WI 矢状断像

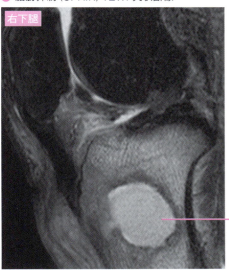

右下腿

**d**：大腿骨と膝蓋骨の信号は抑制され脂肪髄だとわかる。脛骨や軟部組織のT2延長病変は抑制されず明瞭化。

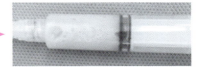

膿瘍から S.aureus が同定された

## 見かけの拡散係数（ADC）が高いか低いかの原則は？[2]

　DWIはまず脳疾患で使われはじめた撮像法ですが，全身において画質が改善され，骨軟部の領域でも広く使われています。ではここで，正常組織や腫瘍のADC値を文献的に比較してみましょう（表1）[3]。ADC値は主に細胞間隙にある水分子の微細な動きによって決まり，一般に細胞密度（cellularity）が高く細胞間隙が狭い腫瘍では低いとされます。例えば，**腫瘍細胞がぎっしり詰まっている悪性リンパ腫はDWIで高信号を呈する傾向があります**。ほかにも多くの腫瘍や腫大したリンパ節などが高信号を示します。ADC値は細胞密度のみならず細胞外成分の状態も反映されます。悪性腫瘍のほうが低い傾向にあるとの報告もありますが，**ADC値によって良悪性を鑑別することはできません**。また，液体の性状に関しては，漿液性の嚢胞ではADCは高値ですが出血や感染による混和物があると低下してきます。表皮嚢腫（epidermoid）は，内部のおから状の角化物が水の拡散を制限するためADC値は低くなります。

表1 正常組織と骨軟部腫瘍のADC値の比較[3]

| ADC値 | (×10⁻³mm²/s) | 正常組織 | 骨軟部腫瘍 |
|---|---|---|---|
| 非常に高い | 3.0以上 | 脳脊髄液 | 嚢胞性（表皮嚢腫を除く）<br>粘液型，軟骨性腫瘍 |
| 中間 | 1.5〜2.4 | 軟骨，筋肉，腎臓 | |
| 低い | 0.8〜1.4 | 膵臓，肝臓，脾臓<br>脳灰白質 | 線維性腫瘍，表皮嚢腫<br>悪性リンパ腫 |
| 非常に低い | 0.7以下 | 脂肪，骨髄<br>脳白質 | T2WIで著明な低信号腫瘍<br>脂肪性腫瘍 |

### 文献

1) 吉川宏起，奥山康男，嶋田守男：基本的な撮像シーケンス．画像診断 2010; 30 (7)：p691-9.
2) 荒木　力：決定版MRI完全解説 第2版第2刷，学研メディカル秀潤社，2016. p311-22.
3) 長田周治，西村　浩，内田政史，ほか：骨軟部領域での拡散強調画像の臨床応用．日獨医報 2005; 50: p48 (640) -59 (651)．

# 5章

## 腹部・骨盤部

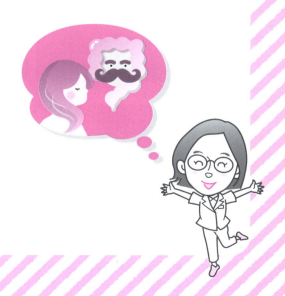

# 5章 腹部・骨盤部

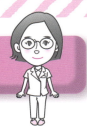

## ● 腹部

### MR胆管膵管撮影
### (magnetic resonance cholangiopancreatography；MRCP)(図1)

　消化器疾患の急性腹症は大部分がCTで診断され，当院では石灰化に乏しくX線CTで描出しにくいコレステロール系胆嚢結石や総胆管結石の有無を知りたいなどの場合にMRIを撮像しています．MRCPはT2WIですが，水を白く際立たせるためにTEをとても長く設定し，水の信号だけが残るようにした"heavy T2"とよばれる撮像法です．

**図1　MRCP**

ⓐ 3D (respiratory trigger) MIP 画像　　ⓑ 3D 1.6mm厚の再構成画像

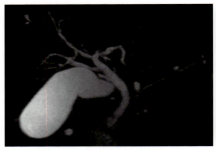
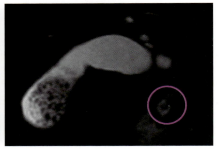

ⓒ 2D (breath hold) 50mm厚

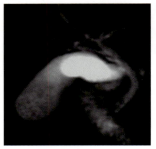

ⓐ：S/N比がよく全体を俯瞰できる．胆嚢結石や総胆管結石は部分容積効果で不明瞭．
ⓑ：胆嚢結石，総胆管結石(〇)が明瞭に認められる．
ⓒ：結石があることはわかるが不鮮明．

## MRCPには次のようないくつかの方法があります

### ■ 2Dで分厚い画像の一枚撮り
　息を止めた状態で50mm程度の厚みを撮像し，最大値投影法（maximum intensity projection；MIP）で画像処理をします．MIP画像は，ある信号強度やCT値を閾値として画素値を設定し，閾値以上の画素だけを表示するものです．MRA，MAV，MR myelography，CTA，CTVなどに用いられます．

### ■ 3D MRCP
　自然な呼吸下に箱のような領域（スラブ）を撮像し，MIP画像を作ります．

　分厚い2D一枚撮りと3DのMIP画像はS/N比が高くコントラストのよい画質が得られ（図1），全体像を把握するには最適な画像になります．ただし，小病変は厚みのなかに隠れてしまいますのでこれだけでは不十分です．例えば，総胆管の小結石は周囲の胆汁による高信号にマスクされてしまいます．これは部分容積効果とよばれ，厚みのある画像には必ず伴います．

### ■ 3Dからthin slice画像を再構成する
　部分容積効果による偽陰性を防ぐために，3Dのデータから1～2mm程度の再構成画像を切り出して1枚ずつ観察します．

## MRCPの画質をよくする工夫

　T2WIでは胃や十二指腸などの消化管の内容液も高信号を呈するため，これらはとても邪魔になります．しかも，ぜん動で動いていますので画像の劣化は甚だしく，なんとか消したいところです．そこで検査時には，塩酸マンガン四水和物内用液あるいはクエン酸鉄アンモニウム製剤などのMRI用経口消化管造影剤を服用して消化管内の信号を下げています．これらは，T2WIでは陰性造影剤として働き水の高信号を消失させます．

　MRCPを含む腹部骨盤部の問題点として，横隔膜や消化管の動きによるアーチファクトもあります．横隔膜や腹壁の動きをモニタリングして呼吸と同期する，動き補正をするなどで画質を改善しています．

> **ビギナーズメモ**
>
> マンガンイオン（$Mn^{2+}$）は常磁性を示し，内服すると消化管内の水プロトンのT2およびT1緩和時間が短縮します．T2WIを用いるMRCPでは，消化管内の水の信号が消失し陰性造影効果を発揮します．T1緩和時間も短縮するためT1WIでは消化管の陽性造影剤として働きます．

## 常磁性肝特異性造影剤 (paramagnetic hepatobiliary agents)[1]

　救急で肝臓の造影MRIを施行することはほとんどないと思いますが，通常の細胞外液性造影剤と肝細胞に特異的に取り込まれる造影剤の簡単な違いは知っておきましょう．

　MRIで通常用いている造影剤は，常磁性効果を有するガドリニウムイオン（$Gd^{3+}$）のキレート製剤（Gd-DTPA）です．静注されたGd-DTPAは血流の多寡に応じて全身に分布し，濃度勾配に従って血管内から組織間液に移行し，ほとんどが腎臓から排泄されます．

　細胞膜は蛋白質と脂質の層からなり，脂溶性の物質は細胞膜に付着して細胞内に輸送され，脂溶性が高いほど細胞膜を通って中に入りやすいそうです．ガドキセト酸ナトリウム（Gd-EOB-DTPA）はGd-DTPAに脂溶性の側鎖であるエトキシベンジル基（EOB）が付いていて，水溶性と脂溶性の両方をもっています．細胞外液性と肝細胞性の性質の両方を備えた造影剤となり，肝細胞に特異的に取り込まれる性質があります．そして，肝臓から胆汁に40％程度，残りは腎臓から尿中に排泄されます．Gd-EOBは正常肝細胞に取り込まれT1緩和時間を短縮するので，肝細胞を含まない占拠性病変は相対的に低信号になり，「あるかないか」の感度は高い画像になります．肝細胞に十分取り込まれるまで多少時間を要するので，**肝細胞相は静注開始後20分ほど経ってから撮像します．**

# 関連のない科に行ってしまった患者さんのゆくえ その2（骨軟部の続き）

## 腎癌を疑ったが実は……
## 腎外の悪性リンパ腫（malignant lymphoma）だった例（図2）

　救急外来で悪性腫瘍を発見することはしばしばあります。症状からは何科にいくのがいいかわからない患者さんが，思いあぐねて救急を受診するのです。症例（図2）の主訴は，腹痛と食欲不振です。腎機能は低下しています。単純CTで両側水腎症と腎腫瘍が疑われ泌尿器科に紹介されましたが，腫瘍は腎に接してはいるものの腎外でした。後腹膜および腹腔内に境界明瞭で内部均一な充実性腫瘍が多発，大腸にも腫瘍があるが通過障害は認めない，腫瘍内に既存の血管が開通したまま認められるなど，リンパ腫を疑う所見を認め，次にMRIを撮像しました。

　多発腫瘍はDWIで著明な高信号を示しADCは低値であったためますます疑いが強くなり，IL-2Rなどの血液検査項目を追加し大腸腫瘍の生検で確定診断されました。筆者の経験では，腸管閉塞や穿孔で発見される消化管癌のみならず，悪性リンパ腫も体重減少や微熱，食欲不振などから，救急外来で発見されることがあります。

### 図2　症例

**ⓐ** DWI

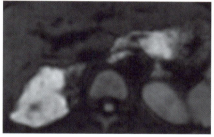

**ⓑ** DWI

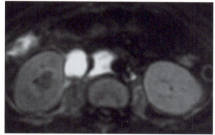

**ⓒ** DWI

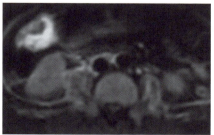

40歳代，女性。腹痛，食欲低下，体温37.5 ℃。CRP 3.53mg/dL，LDH847U/L，sIL-2R 5620μg/L。上行結腸腫瘍の生検でdiffuse B cell lymphomaと判明した。

ⓐ～ⓒ：右腎外側，胃小弯側，傍大動脈，上行結腸などに腫瘤が多発し，DWIで著明な高信号を示している。両側水腎症もあった。

### ビギナーズメモ

**臓器由来か臓器外由来かを考える画像診断の基本**

❶ 周囲の組織がどの方向に圧排されているか

　ざっくりいって，消化管の偏位の方向からも病変の発生した場所を推理することができます．腹膜や腹腔などの潜在的な腔を把握しておくことも診断に役立ちます．

❷ 辺縁の形

　例えば腎臓の場合です．腎臓の輪郭を描いて腎外に腫瘤を描いてみます（図3ⓐ）．次に腎の輪郭の中に腫瘤を描いてみます（図3ⓑ）．腎外の腫瘤が増大して腎を圧迫する場合と，腎腫瘤が増大して腎外に突出する場合とでは，腎臓と腫瘤の境界部の形が異なりますね．臓器由来の場合は辺縁が鋭角でくちばし状なので"beak sign"とよばれます．臓器外由来の場合は辺縁がなだらかです．Extra pleural signも同様の所見を表しています．これは，超音波，CT，MRIなどに共通する基本の読みかたです．

❸ 血管をみる

　腫瘤血管が腎動脈であるとか，肋間動脈や腰動脈であるとかをみることも大切です．栄養血管がどこから来ているかをたどってみると，由来する臓器や発生した場所を推理することができます．ただし，悪性腫瘍は周辺の血管も腫瘍血管として延びてきますので，主たる栄養血管 (main feeder) はどれかという点も考えなければなりません．

**図3　Originはどっちだ？**

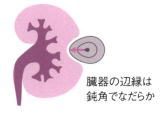

ⓐ 臓器の外由来の場合

臓器の辺縁は
鈍角でなだらか

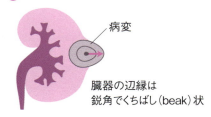

ⓑ 臓器由来の場合

病変

臓器の辺縁は
鋭角でくちばし(beak)状

### 文献

1) 谷本伸弘：MRI造影剤　MR Contrast Agent. 日獨医報 別冊 2000; 45 (2) 別冊: p1-14.

## こんな患者さんが来たら？ NEXT

腰痛

腹痛　　嘔気嘔吐

下痢　　発熱

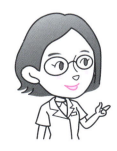

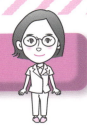

# 5章 腹部・骨盤部

## ●婦人科救急疾患

### 迷走する婦人科救急疾患を読む

　子宮の疾患は，過多月経・月経痛・不正出血などの症状を呈することが多く，婦人科を受診する可能性があります．しかし付属器疾患の症状は非特異的な腹痛や発熱が多く，大部分が救急外来や消化器内科・小児科などを受診し，初診時には急性腸炎・急性虫垂炎・腹膜炎……「の疑い」になってしまいがちです（表1）．診断がつかないまま複数の病院や複数の科を巡り，迷走状態にもなる場合もあります．そのなかには緊急対応を要する疾患も潜んでいます．

### 付属器疾患と消化器疾患の症状や身体所見が類似するわけは？

　骨盤深部にある子宮・付属器に覆い被さるように小腸やS状結腸が存在し，直腸は子宮頸部〜腟のすぐ背側にあります．このため，婦人科疾患では下痢・便秘・嘔気・嘔吐などの消化管刺激症状が出現します．右付属器の典型的な圧痛点はMcBurney点よりやや低いものの，触診のみの鑑別は簡単ではありません．卵巣は支持組織で支えられつつ腹腔に突出し，可動性があります．卵巣出血は腹腔内出血に，付属器炎から腹膜炎に，付属器悪性腫瘍から腹膜播種にもなります．このよ

表1　婦人科疾患の症状と受診しがちな科

| | | |
|---|---|---|
| 子宮 | 筋腫・腺筋症（月経過多・月経痛）<br>頸癌・体癌（帯下・不正出血） | 婦人科 |
| 付属器 | 腫瘍（腹部膨満）<br>出血<br>　黄体出血（腹痛）<br>　子宮内膜症（腹痛・月経痛・性交痛）<br>捻転（腹痛）<br>付属器炎（腹痛・発熱） | 小児科<br>消化器内科<br>外科<br>救急外来 |

うな理由で付属器疾患と消化器疾患との鑑別は難しく，多くの症例で超音波に加えてCTやMRIなどの画像が必要になります。

## 月経周期（図1）

卵巣は長径3cm程度の楕円形でやや扁平な形状です。**T2WIでは2〜3mm大の卵胞が高信号の多発嚢胞として認められます**。卵胞が発育〜排卵〜黄体化〜退縮へと変化するとともに，子宮内膜も周期的に変化します。子宮内膜の月経期〜増殖期に一致する卵胞期には，通常一側の主席卵胞1個が発育し成熟卵胞となります。通常25mm未満です。排卵時には卵胞壁の一部が破けて内容液が腹腔内に流出し，Douglas窩に限局した少量の腹水を認めることがあります。排卵時に破れた卵胞壁は修復され「黄体」になります。20〜100mLの少量の漿液性腹水は滑液として生理的に存在しえます[1]。MRIでは腹水の量と信号強度が大切で，**漿液性はT1WIで低信号かつT2WIで高信号です**。

### 機能性嚢胞（functional cyst）[2]

成熟卵胞のなかには排卵が起こらず破裂しないものもあります。これは「卵胞嚢胞（follicle cyst）」とよばれ，通常月経開始時期には消失しますが，月経時に消退

**図1 月経周期**

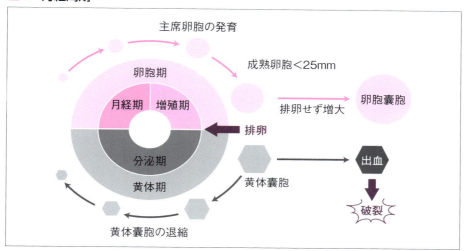

せず3〜5cm（ときには8cm）程度になることもあります。単房性で壁は薄く均一であり内容液は漿液性です（図2）。「黄体嚢胞（corpus luteum cyst）」は卵胞嚢胞より小さく，やや緊満感を欠くいびつな形の漿液性嚢胞で，壁はやや厚く血管に富むため強い造影効果を示します（図3 ⓑ, ⓒ）。黄体嚢胞は自然に消失し，退縮過程では内腔が縮小し壁が脳回状とよばれるほど厚くなった像をみることもあります（図3 ⓒ）。卵胞嚢胞と黄体嚢胞は，子宮内膜症性嚢胞や嚢胞性腫瘍と区別して「機能性嚢胞」とよばれます。

### 図2 機能性嚢胞（卵胞嚢胞）

ⓐ T2WI

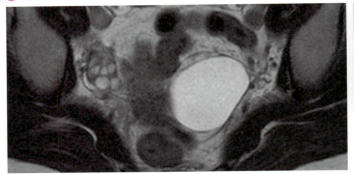

ⓑ 造影T1WI

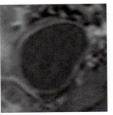

4.3cm大の壁の薄い単房性漿液性嚢胞。排卵しなかった成熟卵胞が大きくなったもの。

### 図3 黄体嚢胞

ⓐ 脂肪抑制T2WI

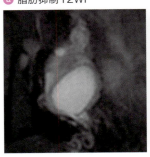

ⓑ 脂肪抑制造影T1WI

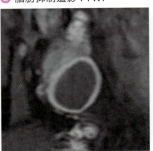

ⓒ 脂肪抑制造影T1WI

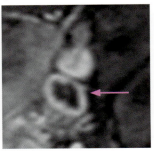

ⓐ：黄体は成熟卵胞より小さくやや緊満感を欠く。
ⓑ：壁は厚く造影効果は強い。
ⓒ：さらに退縮した黄体（→）。腹側にある外腸骨動静脈と径を比較してみよう。

## 卵巣出血

　卵巣出血は婦人科救急疾患で頻度が高く，原因として捻転や子宮内膜症性嚢胞のほかに**機能性嚢胞の出血**もあります。黄体嚢胞は壁が多血性で出血しやすいからです。出血性黄体嚢胞のほとんどは自然に消失するので，若い女性のいつの間にか治ってしまった腹痛には黄体出血が含まれています。ただし，まれに破裂して卵巣内や腹腔内出血をきたし，急性腹症になることもあります（図4）。病変が骨盤深部なので，痛みの割に腹膜刺激症状をとらえにくいこともあります。

　卵胞嚢胞の内部にもまれには出血しますが，通常は軽微です（図5）。卵胞嚢胞が原因で卵巣茎捻転をきたし嚢胞や卵巣に出血することがあり，強い痛みを伴う際は要注意です（図17に呈示）。

### 卵胞出血・黄体出血の信号強度に影響する要素（図6）

　機能性嚢胞の出血による腹痛で受診するときを考えてみると，「もともとあった生理的嚢胞に生じた1回の出血の急性期」にあたります。片側性・単発性であり，内容液は既存の漿液によって血液が希釈された像になります。CTでは漿液性（CT値0～10HU）より高吸収で，特に背側部で高吸収が強くなることがあります。これは血球成分が重力に従って沈み，血球と血清が分離する所見です（図5ⓐ）。出血後急性期の赤血球の酸素結合状態はデオキシヘモグロビン（deoxy-Hb）と考えられますので，MRIではT2*効果やT1短縮効果がみられます（図5ⓑ，ⓒ）。**出血性黄体嚢胞や卵胞出血はT2WIで薄墨のような低信号，T1WIでやや高信号の嚢胞になります**（図6）。ヘマトクリット効果によって，信号変化は背側部優位に生じます（図5ⓑ）。なお，deoxy-Hbは溶血によって水のプロトンに近づいたときに強いT1短縮効果を発揮します。

## 図4 症例1

脂肪抑制T2WI（SPAIR）

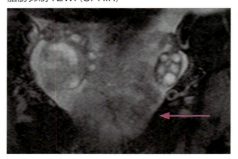

20歳代，女性。腹痛で目が覚め腹部は張った感じ。嘔気，下痢便あり。出血性黄体嚢胞の破裂による急性期Douglas窩血腫（→）。

## 図5 症例2

ⓑ T2WI

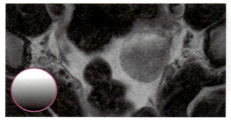

10歳，女性。左下腹部痛，嘔吐。
ⓑ：白紙に薄墨で書いたようなT2短縮，ヘマトクリット効果。

ⓐ 単純CT

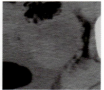

ⓒ T1WI

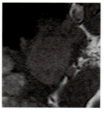

ⓐ：ヘマトクリット効果。腹側17HU，背側42HU。

ⓒ：微妙なT1短縮。

## 図6 機能性嚢胞内出血の特徴

- 片側性，単房性嚢胞に生じた1回の出血の急性期
- 漿液性よりはT1WIでやや高信号，T2WIで薄い低信号
- 重力に従った血球成分の沈殿（ヘマトクリット効果）

| 出血直後 | ・oxy-Hb<br>（反磁性体） | 信号変化なし |
|---|---|---|
| 急性期 | ・deoxy-Hb<br>（常磁性体） | T2*効果が主<br>弱いT1短縮効果 |

赤血球が壊れて常磁性体がプロトンに近づくとT1短縮効果発現

## 図7 子宮・卵巣・卵管の支持組織と血管[3]

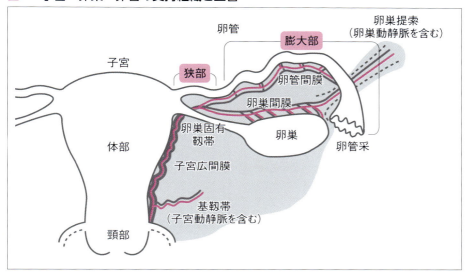

## 子宮付属器と支持組織の基本解剖[3]（図7, 8 ⓐ～ⓒ）

　簡単なシェーマと腹腔鏡写真と照らし合わせみましょう。**読影の際には，超音波，X線CT，MRIなどではみえない間膜を頭のなかで補うことで，病態が把握しやすくなります。**膀胱頂から両側尿管開口部は腹膜（漿膜）で覆われ，腹膜は膀胱子宮窩で折り返して子宮の前～上～後を覆い子宮直腸窩（Douglas窩）で折り返して直腸の前面へと続きます。Douglas窩は腹膜腔の最も深いところで，少量の腹水や出血なども溜まりやすい場所です。子宮の外側縁では前後の腹膜が合わさって板状になり骨盤壁に続きます。これは子宮広間膜とよばれ，卵管間膜や卵巣間膜などのヒダが形成されます。卵管・卵巣固有靱帯・子宮円索は子宮角から起こり，子宮円索は鼠径管を通って恥丘に固定されています。子宮は子宮円索により前傾し，子宮広間膜も子宮とともに前方に傾斜しています。卵巣は内外腸骨動静脈分岐部の尾側にあることから，子宮広間膜の後方に続く卵巣間膜に付着します。卵巣から卵巣提索が骨盤壁へと連続します。卵管は子宮広間膜から立ち上がった卵管間膜で覆われ，卵管采は卵巣の遊離面を包み込みつつ，腹腔に開口しています。

図8 症例3

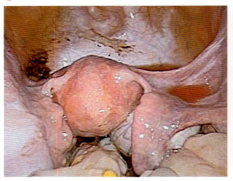
ⓐ

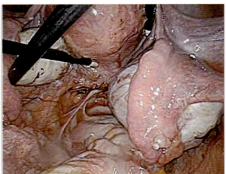
ⓑ

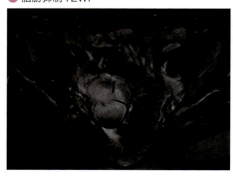
ⓒ

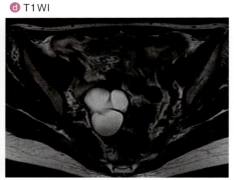
ⓓ T1WI

ⓔ 脂肪抑制T2WI

子宮内膜症性嚢胞の腹腔鏡写真。腹腔側から小骨盤腔を観察。写真は岩手県立中部病院産婦人科 西本光男先生，鈴木一誠先生のご厚意による。
- 子宮
- 子宮円索
- 固有卵巣索
- 卵管狭部〜膨大部
- 腫大した右卵巣
- 卵管采に小嚢胞
- Douglas窩のヒダ状瘢痕（puckering scar）
- 子宮・卵巣の表面や広間膜に褐色の色素斑
- 右卵巣腫瘤の被膜を破るとチョコレート状の内容液が流出，嚢胞の被膜と卵巣実質を剥がして摘出した。

ⓓ，ⓔ：腹腔鏡下摘出術施行前のMRI

### 表2 子宮内膜症性嚢胞[4]

**発生機序**
異所性に増殖した子宮内膜がホルモン依存性出血し，血液が貯留してできた嚢胞。古い病変に新たな出血性小嚢胞が繰り返し加わって混在する。

**肉眼所見**
　　ブルーベリー斑 (blueberry spot)
　　血性小嚢胞 (blood bleb)
　　漿液性小嚢胞
　　Hemosiderin沈着 (hemosiderin stain)
　　チョコレート嚢胞 (chocolate cyst)
　　癒着 (adhesion)
　　ヒダ状瘢痕 (puckering scar〈放射状瘢痕〉)

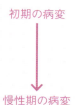

初期の病変 ↓ 慢性期の病変

## 子宮内膜症性嚢胞 (endometrial cyst) とは？[4] (表2)

　子宮内膜が異所性に増殖し，ホルモン依存性に出血を繰り返す疾患です。卵巣の表面や骨盤内腹膜に色素斑や小嚢胞を生じ，卵巣内にも嚢胞を形成します（図8 ⓐ〜ⓒ）。初期の病変には子宮内膜上皮細胞と内膜間質細胞があり，嚢胞の破裂によって異所性子宮内膜が周囲にimplantされます。月経に伴って血液が貯留し，貯留嚢胞 (retention cyst) が形成され，破裂，出血，修復を繰り返して嚢胞の数が増えます。子宮内膜の腫瘍ではないので，古くなると壁の内膜上皮細胞が減少し巨大化はしません。チョコレート嚢胞の被膜には内膜上皮細胞は乏しいか欠如している場合があるそうです。慢性の経過で次第に癒着が強くなり，月経痛・性交痛・便秘などの症状がでます。救急受診になるのは新たな出血が加わった場合，嚢胞に感染が加わった場合などに多いようです。まれですが破裂して腹腔内出血をきたし，出血性ショックになることもあります。周囲との癒着がある場合には捻転はしにくくなります。

### ■ 子宮内膜症性嚢胞の典型的なMRI像（図8 ⓓ 〜10，表3，4）

　亜急性期〜慢性期のmet-Hbやhemosiderinが主体で，繰り返す出血による高蛋白で粘稠度が高い嚢胞ですから，**T1WIの高信号とT2WIの低信号がとにかく著明**です。これは子宮内膜症性嚢胞のMRIに特異的な像として，"shading"（日陰，陰影）とよばれますが，平成30年の新語・流行語大賞を借りれば「白黒，半端ない」のです。典型例では，古くなった病変に新たな嚢胞が繰り返し加わって混在

し，大小不揃いで比較的小型の嚢胞が両側性に多発します（multiplicity）。嚢胞や周囲組織は相互に癒着し（adhesion），左右の卵巣の多発嚢胞が接してみえます（kissing ovary）。典型例と違って片側単房性で10cm程度になることもありますが（図11），MRIでよくみると小さな出血性嚢胞を伴うことが多いようです。

### 図9　子宮内膜症性嚢胞の信号強度

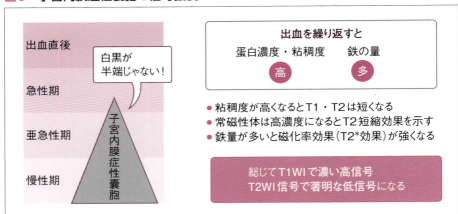

### 表3　ヘモグロビンの変化による信号変化（亜急性期〜慢性期）

| | | | |
|---|---|---|---|
| 亜急性期 | met-Hb<br>（常磁性体） | 赤血球内 | T2*効果 |
| | | 赤血球外 | T2*効果<br>強いT1短縮，弱いT2短縮 |
| 慢性期 | Hemosiderin<br>（常磁性体） | | 強いT2短縮・T2*効果 |

### 表4　子宮内膜症の典型的所見

- 両側卵巣腫大，kissing ovary
- Multiplicity：多発嚢胞
- Shading：T2WIで著明な低信号，T1WIで著明な高信号
- Adhesion：嚢胞同士や周囲との強い癒着

### 図10　症例4（子宮内膜症性囊胞の典型例）

**ⓐ** T1WI

**ⓒ** T2WI矢状断像

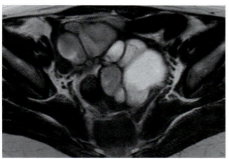

**ⓑ** T2WI

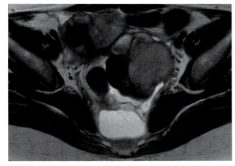

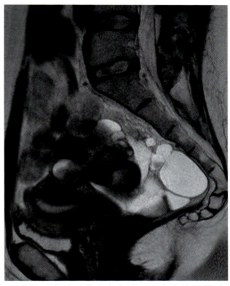

30歳代，女性。就寝中突然の下腹部痛，嘔吐，最終排便は2日前，10日前に月経となり現在も出血がある，全身に冷汗あり，下腹部全体に自発痛あり，右下腹部に圧痛・反跳痛あり。

### ■ 子宮内膜症性囊胞と多房性囊胞性腫瘍と比較してみましょう

　粘液性囊胞腺腫では，大きな囊胞の中に隔壁が多数認められます。囊胞が集まった感じの内膜症性囊胞に対して，腫瘍は大きさや形がさまざまに仕切られた感じで巨大になりえます。腫瘍の壁には粘液産生細胞が配列し，内容液には蛋白や血液が含まれるためT1およびT2緩和時間は軽度短縮し，**T1WIでやや高信号T2WIでやや低信号**になります。混和した成分の濃度によって隔壁で隔てられた信号強度に濃淡が生じ，"stained-glass appearance"と称される像になります[6]（**図12**）。

## 図11 症例5

**ⓐ 脂肪抑制T1WI水平断像**

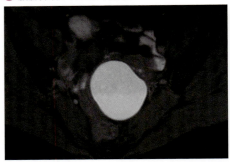

**ⓑ DWI水平断像**

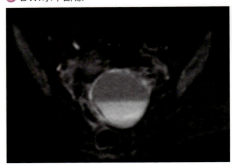

**ⓒ T2WI 矢状断像**

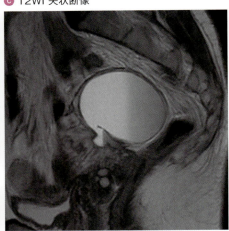

30歳代，女性。立っていられないほどの月経痛。子宮内膜症性囊胞の単発例である。内容液はshadingを示す。片側性，単房性であるが，一部分葉状。

## 図12 症例6

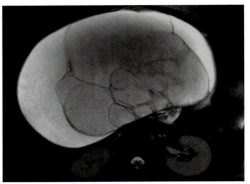

巨大な多房性囊胞はstained-glass appearanceを示す。

> **ビギナーズメモ**
>
> 水のT緩和時間は混和物の影響を受けます。粘液性（高分子蛋白を含む），血性（deoxy-Hbやメトヘモグロビン＜met-Hb＞などの常磁性体を含む）ではT1，T2緩和時間は短縮します。常磁性造影剤（Gd-DTPA）は通常量でT1緩和時間が短縮し，高濃度でT2緩和時間が短縮します。

## 付属器捻転（adnexal torsion）

付属器捻転は急性腹症をきたす婦人科疾患として大変重要です。卵巣あるいは付属器全体が支持組織（卵巣固有靱帯と卵巣提索）を基軸としてねじれる茎捻転と，卵管単独の捻転がありますが，大部分は卵巣茎捻転です。両者は症状・経過・成因・画像所見などがやや異なります。茎捻転では，非常に強い痛みが突然に生じます。また組織の一部が破綻して腹腔内に出血し，まれにショックになることもあります。卵管単独の捻転も強い痛みが生じますが，卵巣茎捻転に比べるとやや緩やかな報告もあります。

### 基本解剖からみる卵巣茎捻転（ovarian torsion）（図7, 13, 14）

捻転の機序を支持組織に着目して考えます。卵巣・卵管間膜は子宮広間膜から短く立ち上がり，卵巣は広間膜に乗るようにして腹腔内に突出しています。卵巣固有靱帯・卵管間膜・卵管からなる固有卵巣索によって子宮角に，卵巣提索（骨盤漏斗靱帯）によって外側の骨盤壁につながっていますが，卵巣の大部分は腹腔に遊離しプラプラと動きます。産婦人科医によれば，卵巣腫瘍を腹腔側から引っ張ると支持組織が伸びて腫瘍と卵巣が一緒に持ち上がってくるそうです。このような卵巣に腫瘍ができると，固有卵巣索と卵巣提索を基軸として，腫瘍を含んだ卵巣ごと腹腔内で捻転することがあります。卵巣と腫瘍はこれらの支持組織によって一部で支えられていますが，可動性があるため自身の重みでバランスを崩しやすく，さらに腸ぜん動や外力が加わってねじれると考えられています。茎捻転では卵管は固有卵巣索とともに捻転の茎に巻き込まれ，付属器全体の捻転になります。

付属器には骨盤壁側と子宮側の両方から供血があります。間膜は支持組織であり，動静脈の通路でもあります。卵巣動脈は腹部大動脈から分岐し大腰筋腹側の後腹膜を通過し，卵巣提索の結合組織内を通って卵巣に分布します。卵巣静脈も動脈と併

### 図13　造影CT MPR冠状断像

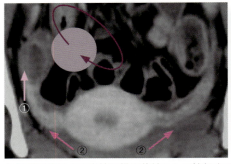
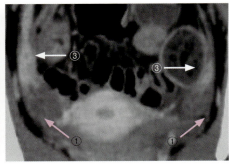

付属器腫瘤により支持組織を基軸として捻転するイメージ。
① 卵巣
② 固有卵巣索（卵巣固有靱帯・卵管間膜・卵管を含む）
③ 卵巣提索（卵巣動脈・卵巣静脈を含む）

### 図14　症例7

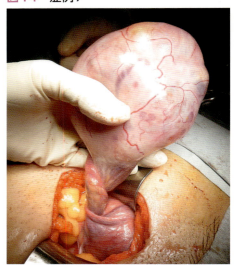

20歳代，女性。妊娠13週，皮様嚢腫による茎捻転。腫瘍を含む卵巣は赤くうっ血し，出血斑が透見される，固有卵巣索は子宮角の付着部までねじれている。写真は岩手県立中部病院産婦人科　鈴木一誠先生のご厚意による。

走して卵巣提索を通過した後，左側は左腎静脈に入り，右側は直接下大静脈に入ります。子宮側からは，子宮動脈・子宮静脈の卵巣枝が固有卵巣索を通って入出します。**間膜自体はCTやMRIで同定できませんが**，間膜が基軸となってねじれる卵巣茎捻転では動静脈が捻転に含まれ，高度の血流障害をきたします。

## 付属器捻転の原因（図15）

付属器捻転は生殖可能年齢に多いとはいわれていますが，幅広い年齢層に認められます。発生頻度は，卵巣腫瘍の手術症例の10%前後と報告されています。

### ■ 腫瘤の性状

茎捻転の原因となりやすい腫瘤は，周囲との癒着を生じにくい皮様嚢腫や嚢胞性卵巣腫瘍などでほとんどは良性です。**皮様嚢腫は捻転の原因として最も頻度が高く**，これはそもそも良性腫瘍のなかで最多であること，また腫瘍内に比重の異なる成分が存在しバランスを崩しやすいこと，などが原因として挙げられます（図14, 16）。機能性嚢胞である卵胞嚢胞が捻転の原因となることもあります（図17）。内膜症性嚢胞や悪性腫瘍の捻転はまれですが，周囲との癒着や浸潤がない場合には起こりえます。

図15　付属器捻転（torsion）

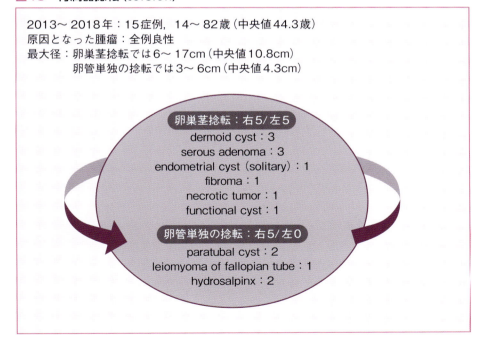

### 図16 症例8

ⓐ 単純T1WI

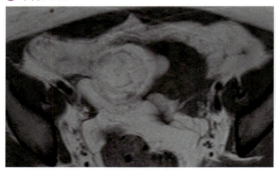

ⓒ 脂肪抑制造影T1WI

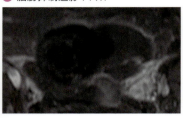

ⓑ T2WI

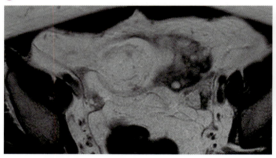

ⓓ 造影CT MPR冠状断像

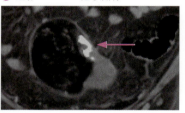

40歳代，女性。5日前の強い左下腹部痛。左卵巣皮様嚢腫による540°の茎捻転で，腫瘍と卵巣に強い出血性壊死を認めた。
ⓐ：左卵巣に著明なT1短縮を示す腫瘤あり。
ⓑ：左卵巣は浮腫性腫大（高信号）と出血による磁化率効果（低信号）を示す。
ⓒ：腫瘤の信号は脂肪抑制で低下。左卵巣の造影効果は欠如。捻転茎は腫大うっ血し造影効果あり。
ⓓ：腫瘤は石灰化を伴う。

### ■ 腸ぜん動

　左側は右側より捻転しにくいといわれ，右側が左側の2倍ほど報告されています。腸管のぜん動が捻転の一因になるといわれ，左側はS状結腸が卵巣を覆ってクッションになり小腸のぜん動を受けにくいためとされます。当院の検討では（症例数が少ないためか）卵巣茎捻転に左右差は認めませんでした。左卵巣の腫瘤が右側に倒れるように捻転していた例は興味深く思われます。

### 図17 症例9

ⓐ 造影CT水平断像

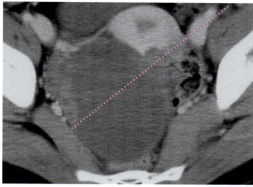

ⓑ ……に沿ったMPR像

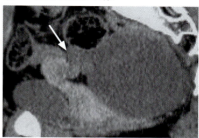

ⓓ 造影T1WI

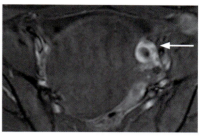

ⓒ T2WI

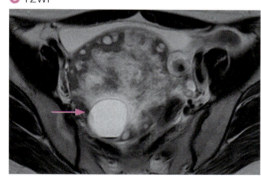

20歳代，女性。3週間前から左下腹部痛出現，寛解を繰り返す。嘔吐あり。機能性囊胞に伴う左卵巣茎捻転だった。左卵巣の腫大・うっ血・虚血・出血・壊死を認めた。
ⓐ，ⓑ：左固有卵巣索は数珠状に腫大し，子宮は左側へ偏位。
ⓒ：左卵巣は径10cmで浮腫状に腫大（MOE）。卵巣の囊胞内にヘマトクリット効果あり。
ⓓ：卵巣の造影効果は欠如，捻転の茎は造影される。

### ■腫瘤の大きさ

通常捻転しやすい大きさは5〜15cmとされ，小さすぎるものや大きすぎるものは捻転しにくいといわれています。

### ■腫瘤周囲のスペースや圧の変化

妊娠・出産の時期に発症する捻転があることも知られています。これは妊娠で増大した子宮によって卵巣腫瘍が広い腹腔内に押し上げられてねじれやすくなる，逆

に出産による子宮の急激な縮小に伴って捻転するといわれています（図14）。激しい咳や努力呼吸による横隔膜の大きな動きで，腫瘍周囲の圧が変化し捻転を誘発する可能性もあります（図18）。

## 卵巣茎捻転の画像所見（表5）

付属器捻転の画像診断は超音波や緊急CTで行われることが多いものの，診断に苦慮する場合にはMRIで得られる浮腫や出血の情報が役立ちます。

### ■ 固有卵巣索の短縮と腫大

支持組織がねじれによって短かく太くなる。

### ■ 子宮の患側への牽引

支持組織がねじれて短縮すると，固有卵巣索に続く子宮は患側に引っ張られて移動します。ただし，子宮は人によって右寄りや左寄りの個人差がありますので，子宮の偏位だけではなんともいえず，捻転と判断するにはほかの複数の所見との組み合わせが必要です。

### ■ 腫瘤や卵巣の血流障害

静脈還流障害によって静脈拡張・うっ血・浮腫が生じ，次いで**動脈血の流入障害によって造影効果は欠如します**。卵巣の腫大や出血・梗塞・壊死などの所見が出現します。嚢胞性腫瘤の壁が薄い場合には，壁の造影効果の評価は難しいですが，内部に出血していないか，緊満感が強くないか，血性腹水は出ていないか，などの状況証拠的所見を「目を皿のようにして」探します。痛みが強い場合は，手術を後押しする根拠を画像に求めることも多いからです。

### ■ 卵巣の腫大，出血，浮腫（massive ovarian edema：MOE）の有無

軽い捻転が長く続くとMOEが生じやすいとされます。当院の症例でも症状や身体所見，血液検査などで決め手がないままに迷走していた例でMOEを認めました（図17）。

### ■ ねじれた血管

卵巣茎捻転のwhirl pool sign（渦巻きサイン）（図18）は，茎に含まれる血管の

### 図18 症例10

ⓐ 単純CT MPR冠状断像　　ⓑ T2WI水平断像

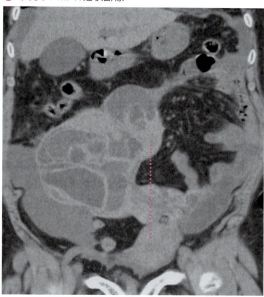
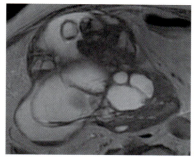

ⓒ T1WI矢状断像　……に沿ったMPR像

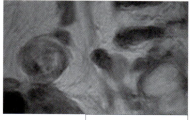
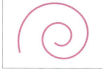

80歳代，女性。喘息で入院中，夜突然の下腹部痛と嘔気・嘔吐が出現。手術で暗赤色の腹水あり，左卵巣粘液性嚢胞腺腫による360°の茎捻転で虚血性壊死著明だった。

ⓐ, ⓑ：左卵巣多房性嚢胞性腫瘍（14×13×17 cm）あり，左固有卵巣索は腫大し子宮角を牽引。右傍結腸溝，Douglas窩腹水は44HUで血性疑い。嚢胞にヘマトクリット効果あり。
ⓒ：固有卵巣索にwhirl pool signあり，茎捻転を示す。

### 表5　茎捻転で出現しうる画像所見

- ねじれによる支持組織の短縮と腫大；
  腫瘍から子宮に向かうくちばし状の突出（protrusion）
- 子宮の患側への偏位（子宮角の牽引）
- 腫瘍と卵巣の造影不良
- 卵巣のうっ血・浮腫
- 出血性梗塞出血・壊死
- 茎のねじれた渦巻き状の血管（whirl pool sign）
- 血性腹水

渦巻き像で捻転を示す直接的な証拠ではありますが，腸管捻転のwhirl signと比べて陽性率は低い所見です。卵巣・卵管間膜は腸管膜と比べて狭く薄い，血管が細い，脂肪組織が少なくコントラストがつきにくい，などの違いによると考えられます。

### 卵管捻転（isolated tubal torsion）の画像所見[8]

卵管は長さ10〜12cm，膨大部は内径6〜8mm，ほかの部分は径1〜4mmほどの管状構造で，蛇行しています。卵管采を除いて卵管間膜に固定されているため，卵管単独の捻転は卵巣茎捻転に比べてまれです。しかし卵管采には可動性があるため，卵管峡部でねじれたり，卵管間膜ごと子宮角付近まで捻転することがあります。原因として傍卵巣囊胞，卵管腫瘍，卵管留水腫などがあります（図15）。体積と重みの増加によって，卵管間膜だけではバランスがとれなくなるのです（図19〜22）。正常の卵管自体はCT，MRIで同定できませんが，内部に液体が貯留して拡張すると描出できます。液体の信号強度から卵管留水腫，卵管留血腫，卵管留膿腫を鑑別します。強い痛みと卵管留血腫を認める際は捻転を疑いますが，卵管内に出血していない捻転もありえます。ねじれた部分がコルク状にみえた報告もありますが[9]，これはなかなか難しい読みに思えます。卵管留血腫の原因としては卵管捻転のほかに，子宮内膜症・卵管妊娠・月経血の逆流などが挙げられます。

### 図19 症例11
a

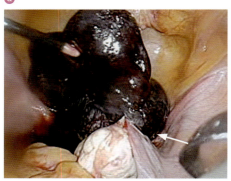

30歳代，女性。深夜突然の下腹部痛と嘔吐，右下腹部の圧痛，反跳痛著明。腹腔鏡下手術所見で右卵管は卵管間膜付着部で3回捻転していた。右卵管膨大部に留血腫あり，卵管壁に梗塞と出血性壊死を認めた。卵巣と卵巣提索を引き込んでいるが（→），右卵巣の捻転はなく卵管単独の捻転である。

### 図20 症例12

**ⓐ** T2WI矢状断像

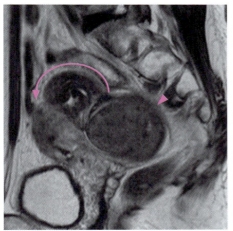

**ⓑ** T2WI矢状断像

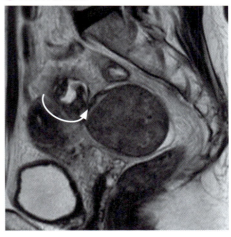

**ⓒ** T2WI矢状断像

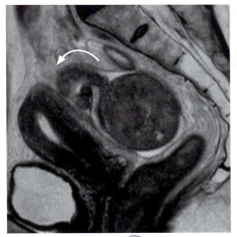

60歳代，女性．1週間前の朝から下腹部痛出現し5回排便，夕方には38℃の発熱．手術所見は卵管腫瘍による卵管単独の捻転（2回転半），病理組織はうっ血，変性したleiomyoma．

**ⓐ～ⓒ**：右卵管中央部に低信号の腫瘍あり（▶），子宮側の卵管（⇨）と卵管采側（→）の両方がねじれている．

---

### ビギナーズメモ

**捻転では静脈と動脈のどちらが先に障害されるでしょう？**

　付属器の卵巣茎捻転でも小腸の捻転などでも，静脈が先に障害されます．径が太く壁が軟らかくて変形しやすい静脈のほうが先に潰れて血流障害をきたすことは，容易に想像できると思います．このわずかなタイムラグによって，梗塞性壊死をきたす前の早期に捻転を解除すれば，切除を免れうる可能性もあります．

### 図21 症例13

**ⓐ** T2WI矢状断像

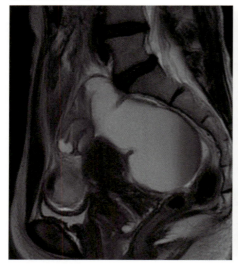

**ⓑ** T1WI矢状断像

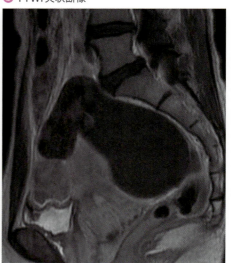

**ⓒ** T2WI水平断像

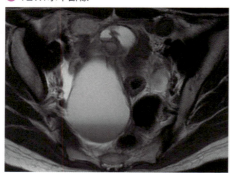

**ⓓ** 脂肪抑制T2WI水平断像

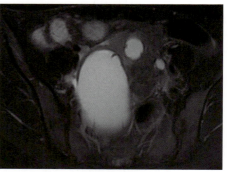

40歳代，女性。前日から右腰背部痛，下腹部の間歇的鈍痛あり，腹膜刺激症状なし。Sausage-shaped mass，spoke-wheel sign，plicae tubaliaeなどから拡張した卵管と判断できる。背側の内容液にT2短縮を示す液面形成あり（出血を示唆する）。手術所見では卵管のみの捻転で卵管内に出血を認めた。

### 表6 卵管水腫の画像所見

- Sausage-shaped mass（液体が充満し拡張した卵管）
- Spoke-wheel sign（拡張した卵管が屈曲蛇行することにより形成される皺襞）
- Waist sign（部分的相対的に卵管径が狭い）
- Plicae tubaliae（卵管粘膜の縦ヒダ）
- Cogwheel sign（長軸方向にみられる粘膜ヒダは，短軸像で歯車状の壁在結節にみえる）

### 図22 症例14

ⓐ T2WI矢状断像

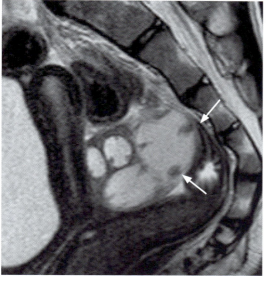

ⓑ T2WI矢状断像

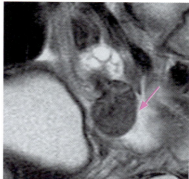

10歳代，女性。下腹部痛，圧痛あり，消化器症状なし。月経は未初来。捻転し壊死した左卵管と，内部に出血を伴った傍卵巣嚢腫あり。両側卵巣は正常であった。

ⓐ：Douglas窩の左卵管は拡張し（sausage-shaped mass），cogwheel sign（縦走粘膜ヒダの短軸像）あり。卵管壁の長軸方向の粘膜ヒダ（plicae tubaliae）が水腫により明瞭化する。短軸方向の皺襞をもつ消化管とは区別できる。

ⓑ：出血による磁化率効果を伴う傍卵巣腫瘍を認める。

> ### ビギナーズメモ
>
> **傍卵巣嚢胞 (paraovarian cyst) とは**
>
> 中腎管 (Walff 管)・中腎傍管 (Müller 管)・腹膜中皮などに由来し，子宮広間膜に生じる嚢胞です．通常は単房性で壁は薄く均一であり，充実性の成分は伴いません．嚢胞内に出血したり付属器捻転の原因になることがあります．

**図23 症例15**

ⓐ 脂肪抑制 T2WI

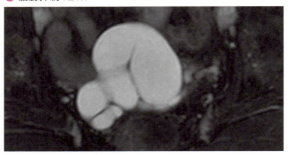

ⓑ 脂肪抑制造影 T1WI

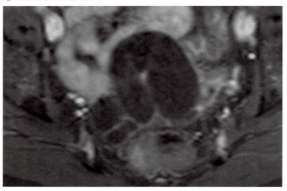

40 歳代，女性．1 週間前から右下腹部痛．帝王切開子宮摘出の既往あり．手術所見では癒着による卵管閉塞あり，両側付属器は一塊となっていた．卵管の捻転や感染・出血はなかった．Sausage-shaped mass, spoke-wheel sign, waist sign を認める．

ⓐ, ⓑ：拡張した卵管内容液は漿液性の信号強度で卵管留水腫である．壁は薄く造影増強効果も軽度であり，留膿腫とは異なる．

## 卵管留水腫（hydrosalpinx）の画像所見（表6，図21〜23）

　原因として炎症性や子宮内膜症性の癒着による卵管閉塞・先天性の卵管閉鎖などがあります。卵管は拡張した範囲によってソーセージ状，S字型，C型などの嚢胞性腫瘤になります。卵管の内側には縦の粘膜ヒダ（plica）があり，内部に水が溜まるとみえてきます。Plicaは長軸像では線状/索状に，短軸像では壁の結節にみえますが，連続したスライスを追っていくと縦ヒダであることがわかります。拡張が著明で壁の伸展が強くなるとヒダはみえにくくなります。

## 子宮筋腫の捻転（torsion of uterine leiomyoma）[10]

　子宮筋腫の捻転はまれですが，有茎性漿膜下筋腫は捻転する可能性があります。子宮動脈は内腸骨動脈の臓側枝で，子宮広間膜の基底部で基靱帯から子宮頸部に至ります。主枝は頭側に向かってヘアピン状にカーブし，細かく屈曲蛇行しながら子宮に沿って走行します（図7）。子宮筋腫は通常多血性です（図24ⓑ）。有茎性漿膜下筋腫の血管は筋腫茎から侵入し，捻転によって強い阻血が生じ，表面の血管が破綻して腹腔内出血になることがあります。ねじれは描出困難でも，血性腹水や筋腫の造影効果の欠如は指摘できます（図25）。

### ビギナーズメモ

#### 子宮筋腫と子宮腺筋症のMRI像の違い

　子宮平滑筋腫は明瞭な輪郭をもつ腫瘤です。辺縁は平滑でほぼ球形であり，内部は基本的にT2WIで筋層より低信号，T1WIで等信号です（図24）。子宮筋腫は変性しやすくヒアリン変性や出血で不均一になり，石灰化を伴うこともあります。
　子宮腺筋症は，子宮内膜組織が正常筋層内で異所性に増殖するものです。腫瘤は形成せず筋層はびまん性に肥厚し，子宮内膜が散在性に認められます。T2WIで筋層内に点状の高信号域が多発し，junctional zoneは不明瞭化します（図26）。

## 図24 症例16
ⓐ T2WI矢状断像　　　　　　　　　ⓑ DSA（左子宮動脈の選択造影正面像）

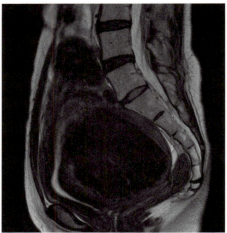
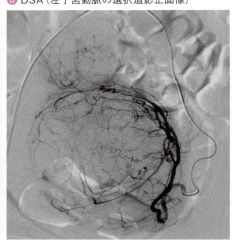

40歳代，女性。排尿困難，月経困難症，鉄欠乏性貧血。多発子宮筋腫であった。
ⓐ：子宮体部後壁筋層内や底部漿膜下に境界明瞭で著明な低信号の筋腫が多発している。
ⓑ：子宮動脈から著明な栄養血管が筋腫に分布している。

## 図25 症例17
ⓐ 発症直前の脂肪抑制造影T1WI　　　ⓑ 発症直後の造影CT

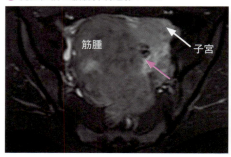
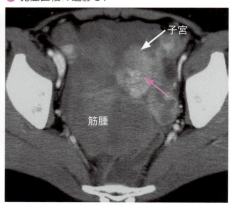

40歳代，女性。夕食後下腹部痛，嘔気，嘔吐，四肢のしびれあり，もうろうとしてきていた，BP97/75mmHg，HR88回/分，15cm大の漿膜下筋腫が根部で捻転，漿膜が破綻し出血していた。
ⓐ：漿膜下筋腫の茎から筋腫の栄養動脈が入っている（→）。
ⓑ：筋腫は造影不良，筋腫茎周囲に造影剤の血管外漏出あり（→）。

### 図26 症例18
a T2WI矢状断像

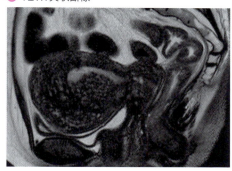

子宮体部前壁から底部の著明な肥厚あり。内部に点状の高信号域が多発。Junctional zoneは不明瞭。子宮腺筋症の所見である。

## 骨盤内炎症性疾患（pelvic inflammatory disease；PID）(図27)

　救急外来でみられる腹痛発熱のなかには，子宮付属器感染症に起因する骨盤内の炎症が含まれています。当院の緊急CT・MRIで診断されたPIDの症例では，閉経〜60歳くらいを境界として，付属器炎は年齢が比較的若く，子宮留膿腫は年齢層が高い分布を示しました。卵管留膿腫・付属器子宮膿瘍・子宮留膿腫の重篤な合併症として，穿孔・腹膜炎・敗血症・播種性血管内凝固症候群（disseminated intravascular coagulation syndrome；DIC）などがありますので，早期診断は重要です。

### ■ PIDの起炎菌とリスクファクター（表7，図27）

　PIDは腟からの上行感染がほとんどで，**腟→子宮腔→付属器→腹腔へと感染が及びます**。すでに抗菌薬が投与されているなどで，膿汁から菌は同定できないこともありますが，クラミジア（図28）や淋菌を除いては糞便由来と考えられるものがほとんどです。付属器炎はsexually transmitted diseaseを想定しがちですが，子宮内膜症に合併した感染が多く，そのほかのリスクファクターとして子宮内避妊用具（intrauterine device；IUD），不妊治療，産婦人科手術，糖尿病なども挙げられます。

### 図27　骨盤内炎症性疾患

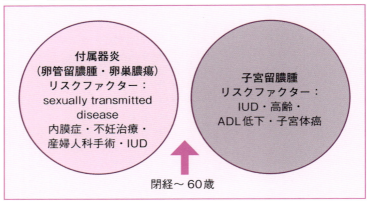

### 表7　当院のPIDで同定された病原体

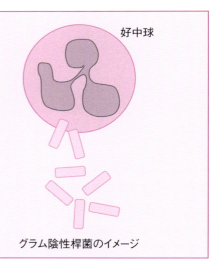

付属器炎
- *Streptococcus agalactiae*（B群）
- *Gardnerella vaginalis*
- *Lactobacillus sp*
- *Coagulase-negative staphylococci*
- *Escherichia coli*
- *Bacteroides fragilis*
- *Enterococcus sp*
- *Klebsiella pneumoniae*（腹水）
- *Chlamydia trachomatis*

子宮留膿腫
- *Escherichia coli*
- *Bacteroides fragilis*
- *Streptococcus intermedius*（血培）

## 卵管留膿腫（pyosalpinx）（表8, 図28, 29）

　膿汁は漿液性と比べてT1WIでやや信号が上昇し，T2WIでやや低下します。高濃度の蛋白や炎症細胞などの成分が混入するためです。通常，出血で起こる緩和時間の短縮より程度は軽いものですが，信号強度は膿や血液混入の程度によります。

### 図28 症例19

**ⓐ** T2WI　　　　　　　　　　**ⓑ** 脂肪抑制造影T1WI

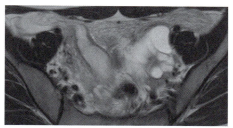
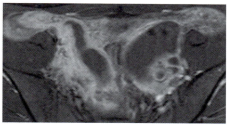

20歳前後，女性．1週間前から右鼠径部〜下腹部痛あり，体温37.7℃，WBC14.72×10³μ/L，CRP12.27mg/dL，クラミジアによるPIDであった．
**ⓐ**：拡張した右卵管内容液の軽度T2短縮から，高蛋白成分を疑う．
**ⓑ**：右卵管壁は厚く造影効果が強い．左卵巣の機能性嚢胞壁も厚く造影増強効果あり．骨盤内全体に広がる造影効果は炎症の波及を示す．

### 表8　卵管留膿腫のCT，MRI所見

- 拡張した卵管（sausage-shaped mass）
- 屈曲，くびれ（waist sign）
- 卵管壁の著明な肥厚（tubal wall thickening）；5mm以上でPIDの特異度95%
- 壁の造影効果増強
- 内容液の軽度T2短縮，DWIで著明な高信号
- 周囲の炎症所見を随伴することが多い（境界不明瞭なT2延長と造影効果の増強）

### 卵管卵巣膿瘍（tubo-ovarian abscess；TOA）（図30）

　卵管と卵巣の炎症は相互に波及し腹膜炎にもなりやすく，卵管に膿汁が貯留し，付属器は一塊となって膿瘍を作り，腹腔内に膿瘍ができ，破裂して流出し，周囲の結合織や小腸に炎症が及び……などなど，コントラストのよいMRIをもってしてもなにがなんだかわからなくなることがあります．解明する気力もなくなりそうな画像は，臓器の輪郭を消失させるびまん性の炎症の証拠でもあります．このような場合には**膿汁が著明な高信号を示すDWIが役に立ちます**．膿汁は，高蛋白で高粘稠度であり白血球などの細胞成分も多く，水分子の拡散が著明に低下するからです．「膿瘍を疑ったらDWIは必須」です．

　**感染のない嚢胞か膿瘍かの鑑別には，脂肪抑制造影T1WIも有用です**．膿瘍の被膜は厚く毛細血管に富み強い造影効果を示します．炎症が波及した周囲の結合織や腸管も，著明な造影増強効果を示します．

### 図29 症例20

**ⓐ** T2WI   **ⓑ** T1WI

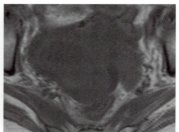

**ⓒ** 脂肪抑制造影T1WI   **ⓓ** DWI

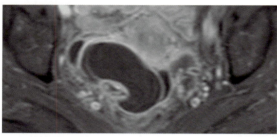
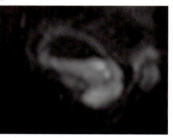

50歳代，女性。子宮内膜症の既往あり。下腹部痛，水様便，WBC13,620/μL，CRP3.5mg/dL。手術所見では両側卵管留膿腫であった。
**ⓐ，ⓑ**：右卵管の著明な拡張と液体貯留あり。内容液の一部はT2短縮を示すがT1短縮なく，shadingではない。
**ⓒ**：壁は厚く造影効果は強い。
**ⓓ**：内容液はDWIで高信号・高粘稠度を示す。

## 子宮膿瘍（uterine abscess）（図30, 31）

特にIUDの長期留置に伴い，子宮筋層内にも膿瘍を認めることがあります。起因菌としては蛋白融解酵素をもつ放線菌もあります。

## 子宮内膜症とPID（図32）

内膜症性嚢胞とPIDの合併はしばしば認められます。上行性に菌が付属器に到達し，血液が培地となって増殖すると考えられます。内膜症の発生原因の1つとして月経血の卵管からの逆流説もあります。**膿瘍は高粘稠度なのでDWIで高信号を示します。血腫も同様に高信号になりますが，磁化率効果も加わるため膿汁よりはDWIの信号が低めとされます。**感染が加わったかどうかは，被膜が厚く造影効果

### 図30 症例21

ⓐ DWI　　　　　　　　　　ⓑ 脂肪抑制造影T1WI

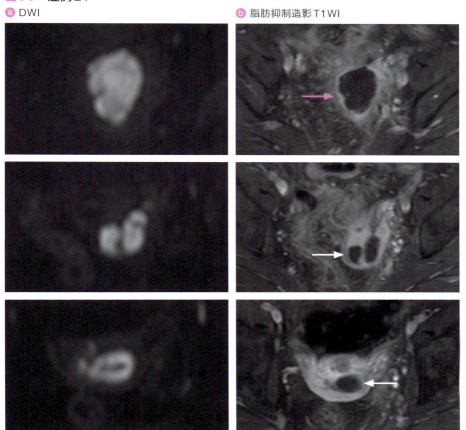

60歳代，女性。1週間前から左下腹部鈍痛，spike feverあり，下腹部圧痛，反跳痛あり，30年以上IUDを留置したまま，WBC13.8×10³/μL，CRP21.1mg/dL。子宮付属器の多発膿瘍である。造影効果が強く厚い被膜をもつ腫瘤（→）の内部はDWIで著明な高信号を示し膿瘍である。周囲にも造影増強効果を認める。子宮筋層内にも多発膿瘍あり（▷）。手術所見では左卵巣と卵管は一塊となって膿瘍を形成し，一部が破綻して膿汁が腹腔内に流出していた。

が強い，周囲の炎症を示唆するT2延長域や造影増強効果，発熱や血液中の炎症反応などを合わせて考えます。骨盤内膿瘍や右腸腰筋に沿った膿瘍では，「はたして菌は上からきたのか下からきたのか？」がときに問題になります（図32）。

図31 症例22
ⓐ 脂肪抑制造影T1WI　　　ⓑ DWI（B1000）

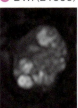
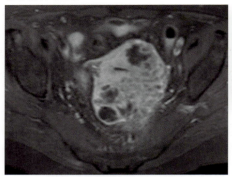

1カ月ほど前から間歇的な下腹部痛あり。IUD長期留置に伴う子宮膿瘍であった。
ⓐ：筋層内に多発膿瘍あり，被膜や隔壁は厚く造影効果が強い。
ⓑ：内容液は著明な高信号を示し，粘稠な膿汁である。

### 子宮留膿腫（pyosalpinx）（図33）[11]

　子宮留膿腫のリスクファクターとして一般的には第一に子宮体癌が挙げられますが，救急外来で発見された自験例ではIUDの長期留置が最多の要因でした。高齢化による自浄作用の低下やADLの低下，要介護状態と関連する症例も増加し，糖尿病，ステロイド内服なども留意すべき要因です。救急では重症例の報告が多く，子宮留膿腫の穿孔による腹膜炎や敗血症性ショックで意識障害をきたすこともあります。

## 外科か産婦人科か，術者はどっちだ？

　急性虫垂炎か付属器炎かは究極の2択になります。外科と産婦人科から「術者が違ってくるのですが，どっちですか」といわれ，さんざん迷った挙げ句に術者が途中で交代することになったり……放射線科医であれば誰しも経験するところです。
　骨盤内右側に膿瘍があった例を示します。周囲にT2延長域が広がり，腹膜炎と腹水がありました。膿瘍の尾側に接して正常の卵巣を認め，「卵管炎だろうか？」とよくみると，T2延長域のなかに小さな無信号域が多発していました。虫垂炎穿孔による腸管外ガス像で，外科の担当となりました（図35）。

#### 図32 症例23

ⓐ 脂肪抑制（SPIR）造影T1WI　　　ⓑ 脂肪抑制（SPIR）造影T1WI

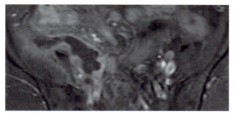
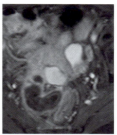

ⓒ T2WI

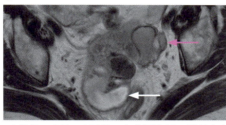

50歳代，女性。6日前から右下腹部〜腰部痛あり，嘔気・嘔吐・発熱も出現，閉経後だが最近不正出血があった。体温38.9℃，McBurney点よりやや下に圧痛と反跳痛あり，WBC4.71×10³/μL，CRP21.29mg/dL。手術所見ではDouglas窩は高度に癒着閉鎖し，チョコレート嚢胞と膿瘍を認めた。

ⓐ〜ⓒ：Douglas窩および骨盤右壁に沿って分葉状の膿瘍あり。被膜は造影増強効果を示す。左卵巣にshadingを示す嚢胞が多発。内膜症性嚢胞である。

## 腹腔の基本解剖をイメージして読む（図34）

### ■ 究極の2者択一になった場合には……

　腹腔は臓器の輪郭で形作られ，間膜によって仕切られていますが，腹部〜骨盤にかけて連続する腔です。出血・炎症・腫瘍などの分布を広い目で把握し，**腹水がどういう経路で移動し，どこに溜まりやすいかをイメージすることが大切**です。横隔膜下の膿瘍の原因は遠く離れた付属器だったということもあり，女性生殖器から侵入した病原体が肝周囲炎をきたすFitz-Hugh-Curtis syndromeは有名です。また，子宮留膿腫の破裂から，肝臓や脾臓周囲に膿性腹水が貯留する例もあります。「木をみて森をみず」とよくいわれますが，詳細までみえる画質になった今日，どうしても画面に近づいて細部ばかりを気にしがちです。細部の評価と同時に，全体を眺めてダイナミックに考えるために，冠状断や矢状断像で広くみるのもよいと思

図33 症例24

ⓐ T2WI矢状断像

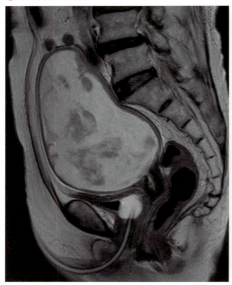

ⓑ T1WI矢状断像

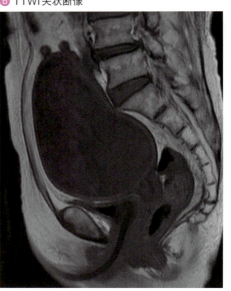

ⓒ DWI（B1,000）水平断像

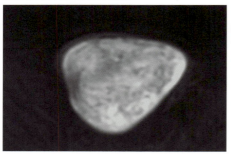

80歳代，女性。脳梗塞後遺症，認知症あり，発熱，摂食不良，便秘，体動困難，下腹部は膨隆し緊満感あり，WBC12.22×10³/μL，CRP7.14 mg/dL，経腟的排膿を試みたが子宮口が開大せず，経腟穿刺施行となった。緑色膿汁が吸引され，子宮留膿腫であった。GPR，GPC（嫌気性菌），GNR，WBCなど4＋であった。

います。ときには，「チョット椅子を引いて画面から離れ，背筋を伸ばして全体をみてみましょう」。

　通常，付属器は盲腸の背側かつ尾側にあります。虫垂は盲腸の内側から分岐しますがいろんな方向に向かっています。虫垂炎に由来する膿瘍の多くは回盲部に生じますが，虫垂が骨盤深部に下垂する場合には先端が破れると付属器に接した膿瘍になります。CTで付属器炎と区別が困難な場合にはMRIの出番になります。膿瘍と卵巣が接していても，T2WIで卵巣の内部構造が保たれていれば卵巣炎は否定でき

### 図34 腹部〜骨盤の冠状断像[12]

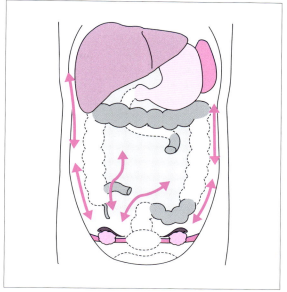

→は腹腔の連続性を示す。実線の臓器は腹腔内，破線は後腹膜を表している。虫垂の向きはさまざまで，骨盤内に下垂するものもあり，右付属器と近接することがある。虫垂炎と付属器炎はどちらも骨盤内膿瘍を形成しうる。付属器炎などのPIDから横隔膜下に炎症をきたすことがある。

ます。脂肪抑制T2WIでは炎症の広がりや悪性腫瘍の浸潤がわかりやすく婦人科救急MRIでも脂肪抑制画像はルーチンに用いられます。

　盲腸〜上行結腸は通常腹膜に覆われ後腹膜に固定されていますが，さまざまな程度で後腹膜から遊離している「移動（遊離）盲腸」の人もいます。外科医によれば，小腸間膜の延長のように持ち上げることができるそうです。筆者が経験した虫垂炎でも，初回CTでは虫垂が左下腹部にあり，次に正中に移動していた例では，McBurney点に圧痛はありませんでした。痛みや診察所見は必ずしもセオリーどおりではありませんが，このような個人差にも理由があるのですね。

## 図35 症例25

ⓐ 脂肪抑制T2WI（SPAIR）水平断像

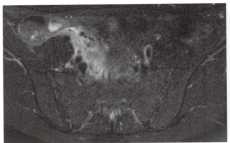

ⓑ 脂肪抑制T2WI（SPAIR）冠状断像

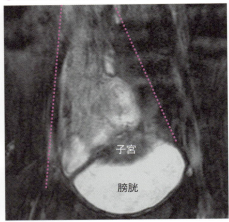

ⓒ 脂肪抑制T2WI（SPAIR）冠状断像

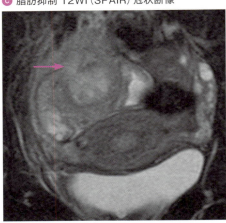

ⓓ 脂肪抑制T2WI（SPAIR）冠状断像

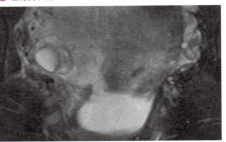

20歳代，女性。1カ月前から右下腹部痛あり。急性虫垂炎穿孔による骨盤内膿瘍であった。
ⓐ，ⓑ：炎症によるT2延長域は右腸腰筋に沿っている（……）。
ⓒ：右付属器に接して膿瘍（→）がある。
ⓓ：右卵巣は正常。

# MRIの信号強度から，嚢胞性腫瘍を鑑別しよう（図36）

　本を閉じるにあたって，MRIの魅力の1つである嚢胞内容液の鑑別方法をまとめておきましょう。MRIでは，漿液性，粘液性，血性，膿性などを，各強調画像における信号強度の組み合わせパターンから区別できます。卵管留水腫，卵管留血腫，卵管留膿腫を見分けることもできます。

　救急でも使える画像診断のモダリティは複数あります。患者さんの状況に合わせて一番よいと思われる検査法を選ぶことも大切です。普段の診療のなかで，エコーレベル・CT値・信号強度などの手持ちの情報から，なぜそのようになるのかを考えていると，診断は当たるようになります。

### 図36　嚢胞性腫瘍のCTとMRI

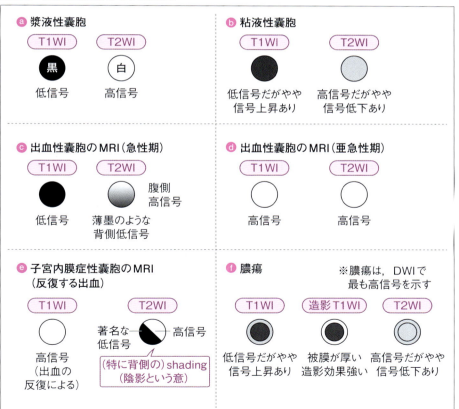

## 文献

1) 中泉明彦，依田　広，児玉裕三，ほか：腹水の臨床所見と画像診断．病理と臨床 2010; 28: 1161-6.
2) 岸本佳子，玉井　賢，小山　敬，ほか：卵巣・卵管—がんと鑑別すべき非腫瘍性病変(MRI)．産科と婦人科 増刊号 2007; 74: p297-302.
3) Frank H. Netter：ネッター解剖学アトラス，南江堂，2015.
4) 日本産科婦人科学会 編：子宮内膜症取扱い規約 第1部 診断および進行度分類基準とカラーアトラス，1993. p3-21.
5) Togashi K, Nishimura K, Kimura I, et al：Endometrial cysts :diagnosis with MR imaging. Radiology. 1991;180:73-8
6) 松林路花：サインから読み解く婦人科画像診断 1.卵巣疾患に関連するサイン 1 Stained-glass appearance. 画像診断 2017; 37(9); p878-81.
7) 小林由子，田島廣之，平沼千明，ほか：女性骨盤．臨床画像 2013; 29(10): p1214(70)-22(78).
8) Park BK, Kim CK, Kim B：Isolated tubal torsion: specific signs on preoperative computed tomography and magnetic resonance imaging. Acta Radiol 2008; 2: p233-5.
9) 横澤智美，永田智子，中島文香，ほか：腹腔鏡下手術を行った卵管捻転4例の検討．日産婦内視鏡学会 2017; 33(2): p269-74.
10) 横山沙織，西本光男，港　敬道，ほか：有茎性漿膜下子宮筋腫捻転の2症例．岩手県立病院医学会雑誌 2015; 55(2): p106-10.
11) 工藤　敬，淀川祐紀，森向日留，ほか：全身治療を要した子宮留膿腫の2例．岩手県立病院医学会雑誌 2014; 54(1): p18-21.
12) 越智淳三 訳：解剖学アトラス，文光堂，1983. p344.

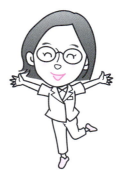

# 索引

## A〜F

ADC ················ 74, 102, 132, 150, 229
ADC map ························································ 148
AIUEOTIPS ························································ 90
BAD ······································································ 62
BBB ······························································ 92, 120, 144
BOLD効果 ························································ 160
BPAS ···································································· 66
CHESS法 ···································· 8, 220
Dixon法 ···································· 8, 222
early CT sign ·················································· 41
FID ·········································· 20, 28
FLAIR ·································· 8, 26
flip angle ···························· 14, 18, 29
flow void ······················ 81, 121, 210
FOV ··································· 12, 32, 46
FSE ······································ 31, 152

## G〜O

Gradient echo法 ········· 8, 21, 28, 160
HSE ····································· 107, 115
inflow効果 ·································· 29, 46
Inversion recovery法 ········· 8, 25, 221
MIP ····································· 46, 232
Modicの分類 ························································ 187
MPG ····································· 42, 148, 155
MRCP ····································· 31, 232
MRV ········································· 8, 155

MR胆管膵管撮影 ························· 232

## P〜Z

PID ····································· 263, 270
ppm ·································· 36, 220
PRES ····································· 144, 220
RFパルス ···························· 14, 30, 221
SAH ···································································· 86
Schmorl結節 ························································ 187
SCI ···································································· 57
signal to noise ratio ······························· 21
SPAIR ····································· 8, 222, 242, 272
Spin echo法 ·············· 8, 21, 152
SPIR ····································· 8, 223, 269
STIR ···································· 8, 26, 221
T1緩和 ······· 8, 18, 66, 74, 89, 121,
182, 220, 234
T2 shine through ························· 148
T2*緩和 ······· 8, 19, 43, 52, 72, 144,
170, 186, 193, 209, 220, 230
T2緩和 ······· 8, 19, 44, 66, 93, 121,
147, 197, 234
Traumatic retroclival epidural hematoma
·································································· 176
Trousseau症候群 ······················· 57, 67
turn the corner ························· 117
Wernicke脳症 ························· 156
Willis動脈輪閉塞症 ······················· 49, 69

## あ

アテローム血栓性脳梗塞 · · · · · · · · · · · · · · · 55
意識障害 · · · · · · · · · · · · · · · · 90, 142, 150
インフルエンザ脳症 · · · · · · · · · · · · · · · · · · 110
エコー時間 · · · · · · · · · · · · · · · · · · · · 19, 224
オキシヘモグロビン · · · · · · · · · · · · · · · · · · · 73
折り返しアーチファクト · · · · · · · · · · · · · · · · 37

## か

海綿状血管腫 · · · · · · · · · · · · · · · · · · · · · · · 158
拡散強調画像 · · · · · · 8, 43, 53, 102, 148
下垂体卒中 · · · · · · · · · · · · · · · · · · · · · · · · · · 81
化膿性筋炎 · · · · · · · · · · · · · · · · · · · · · · · · · 225
化膿性髄膜炎 · · · · · · · · · · · · · · · · · · · 99, 111
化膿性脳室炎 · · · · · · · · · · · · · · · · · · · · · · · 103
癌性髄膜炎 · · · · · · · · · · · · · · · · · · · · · · · · · 136
灌流画像 · · · · · · · · · · · · · · 8, 48, 61, 144
奇異性梗塞 · · · · · · · · · · · · · · · · · · · · · · · · · · 68
機能性囊胞 · · · · · · · · · · · · · · · · · · · · · · · · · 239
急性期脊髄梗塞 · · · · · · · · · · · · · · · · · · · · · 211
急性硬膜外血腫 · · · · · · · · · · · · · · · · · · · · · 163
急性硬膜下血腫 · · · · · · · · · · · · · · · · · · · · · 165
急性硬膜下水腫 · · · · · · · · · · · · · · · · · · · · · 167
くも膜下出血 · · · · · · · · · · · · · · · 86, 96, 162
くも膜顆粒 · · · · · · · · · · · · · · · · · · · · · · · · · 117
繰り返し時間 · · · · · · · · · · · · · · · · 19, 24, 32
クリプトコッカス症 · · · · · · · · · · · · · · · · · 113
傾斜磁場 · · · · · · · · · · · · · · · · · · 14, 22, 148
血液脳関門 · · · · · · · · · · · · · · · 92, 120, 144
結核性髄膜炎 · · · · · · · · · · · · · · · · · · · · · · · 111
ケミカルシフトアーチファクト · · · · · 32, 35
膠芽腫 · · · · · · · · · · · · · · · · · · · · · · · · · · · · · 128
硬膜外血腫 · · · · · · · · · · · · · · · · · · · · 165, 206

硬膜下腔 · · · · · · · · · · · · · · · · · · · · · · · · · · · 202
硬膜下蓄膿 · · · · · · · · · · · · · · · · · · · · · · · · · 100
硬膜上腔 · · · · · · · · · · · · · · · · · · · · · · · · · · · 202
骨粗鬆性圧迫骨折 · · · · · · · · · · · · · · · · · · · 190
骨盤内炎症性疾患 · · · · · · · · · · · · · · · · · · · 263

## さ

細菌性髄膜炎 · · · · · · · · · · · · · · · · · · · 99, 111
最大値投影法 · · · · · · · · · · · · · · · · · · · 46, 233
磁化率アーチファクト · · · · · · · · · · · · 36, 86
磁化率強調画像 · · · · · · · · · · · · · 8, 53, 160
子宮付属器 · · · · · · · · · · · · · · · · · · · · 243, 263
支配領域 · · · · · · · · · · · · · · · · · · · · · · · · · · · · 48
脂肪髄 · · · · · · · · · · · · · · · · · · · · · · · · · · · · · 181
脂肪抑制画像
· · · · · · · · · · · · · 8, 26, 43, 182, 220, 265
出血性梗塞 · · · · · · · · · · · · · · · · · 52, 90, 152
常磁性体 · · · · · · · · · · · 8, 25, 73, 160, 242
常磁性肝特異性造影剤 · · · · · · · · · · · · · · · 234
静脈奇形 · · · · · · · · · · · · · · · · · · · · · · · · · · · 159
静脈洞血栓症 · · · · · · · · · · · · · · · · · · · · · · · 150
心原性脳塞栓症 · · · · · · · · · · · · · · · · · · · · · · 50
靱帯骨化症 · · · · · · · · · · · · · · · · · · · · · · · · · 205
髄膜腫 · · · · · · · · · · · · · · · · · · 121, 177, 209
脊髄硬膜動静脈瘻 · · · · · · · · · · · · · · · · · · · 209
脊髄腫瘍 · · · · · · · · · · · · · · · · · · · · · · · · · · · 214
脊髄軟化 · · · · · · · · · · · · · · · · · · · · · · · · · · · 214
線条体内包梗塞 · · · · · · · · · · · · · · · · · · · · · · 57
造血髄 · · · · · · · · · · · · · · · · · · · · · · · · · · · · · 181
側副路 · · · · · · · · · · · · · · · · · · · · · · · · · 48, 70

## た

帯状疱疹性脳炎 · · · · · · · · · · · · · · · · · · · · · 108

| | |
|---|---|
| 縦磁化 | 11, 23, 44, 88, 221 |
| 単純ヘルペス脳炎 | 107, 115 |
| 椎間関節滑膜囊腫 | 206 |
| 椎間板ヘルニア | 203 |
| 低髄液圧症候群 | 156 |
| デオキシヘモグロビン | 73 |
| 転移性脳腫瘍 | 124 |
| 動脈解離 | 64, 86 |

### な

| | |
|---|---|
| 軟髄膜吻合 | 49 |
| 脳悪性リンパ腫 | 128 |
| 脳萎縮 | 169 |
| 脳結核腫 | 111 |
| 脳梗塞 | 40, 108, 144, 211 |
| 脳挫傷 | 170 |
| 脳出血 | 72, 108, 121, 132, 162 |
| 脳腫瘍 | 120, 177, 209, 220 |
| 脳脊髄液 | 45, 86, 142, 164, 203 |
| 脳卒中 | 40, 120 |
| 脳膿瘍 | 102, 128, 177 |

### は

| | |
|---|---|
| 反衝損傷 | 162, 172 |
| 肥厚性硬膜炎 | 97, 115 |
| 非ヘルペス性辺縁系脳炎 | 115 |
| 浮腫性変化 | 41, 90, 190 |
| 付属器捻転 | 250, 260 |
| フローアーチファクト | 32 |
| プロトン | 8, 89, 152, 220 |
| ── 磁石 | 12 |
| ── 密度強調画像 | 8, 24, 29 |
| 分枝粥腫型梗塞 | 62 |
| 分水嶺梗塞 | 56 |
| 傍卵巣囊胞 | 260 |

### ま

| | |
|---|---|
| 慢性硬膜下血腫 | 142 |
| 見かけの拡散係数 | 74, 148, 229 |
| モーションアーチファクト | 28, 32 |
| もやもや病 | 69 |

### や・ら

| | |
|---|---|
| 横磁化 | 11, 177, 221 |
| ラクナ梗塞 | 62, 115 |
| 卵管捻転 | 256 |
| 卵管卵巣膿瘍 | 265 |
| 卵巣茎捻転 | 254 |
| 卵巣出血 | 241 |

{ 著者略歴 }

## 熊坂由紀子
岩手県立中部病院　放射線診断科長

福島県出身
昭和60年　東京女子医科大学医学部医学科卒業
昭和60年　大阪大学医学部附属病院放射線科にて臨床研修
昭和62年　関西労災病院放射線科勤務
平成6年　 大阪大学学位取得
平成9年　 岩手県立中部病院放射線科医長
平成21年　岩手県立中部病院放射線診断科長
現在に至る。

医学博士，放射線科診断専門医，マンモグラフィ読影認定医，
PET核医学認定医

全身の画像診断と血管系のIVRなどを，幅広く行っています。

ユキティの「なぜ？」からはじめる救急MRI

2019年4月20日　第1版第1刷発行

- ■編　　集　熊坂由紀子　くまさかゆきこ
- ■発 行 者　三澤　岳
- ■発 行 所　株式会社メジカルビュー社
  〒162-0845　東京都新宿区市谷本村町2-30
  電話　03 (5228) 2050 (代表)
  ホームページ　http://www.medicalview.co.jp/

  営業部　FAX 03 (5228) 2059
  　　　　E-mail　eigyo@medicalview.co.jp

  編集部　FAX 03 (5228) 2062
  　　　　E-mail　ed@medicalview.co.jp

- ■印 刷 所　株式会社創英

ISBN978-4-7583-1608-8　C3047

©MEDICAL VIEW, 2019. Printed in Japan

- ・本書に掲載された著作物の複写・複製・転載・翻訳・データベースへの取り込みおよび送信（送信可能化権を含む）・上映・譲渡に関する許諾権は，㈱メジカルビュー社が保有しています．
- ・JCOPY〈出版者著作権管理機構 委託出版物〉
  本書の無断複製は著作権法上での例外を除き禁じられています．複製される場合は，そのつど事前に，出版者著作権管理機構（電話 03-5244-5088，FAX 03-5244-5089，e-mail：info@jcopy.or.jp）の許諾を得てください．
- ・本書をコピー，スキャン，デジタルデータ化するなどの複製を無許諾で行う行為は，著作権法上での限られた例外（「私的使用のための複製」など）を除き禁じられています．大学，病院，企業などにおいて，研究活動，診察を含み業務上使用する目的で上記の行為を行うことは私的使用には該当せず違法です．また私的使用のためであっても，代行業者等の第三者に依頼して上記の行為を行うことは違法となります．